L'INTOXICATION PHÉNIQUÉE

ET SON

EXPERTISE MÉDICO-LÉGALE

PAR

le Dr L. ZIMMERMANN

EDITEURS

A. STORCK | G. MASSON
LYON | PARIS

DOCUMENTS DE CRIMINOLOGIE
ET DE MÉDECINE LÉGALE

L'INTOXICATION PHÉNIQUÉE

ET SON

EXPERTISE MÉDICO-LÉGALE

PAR

le Dr L. ZIMMERMANN

EDITEURS
A. STORCK | G. MASSON
LYON | PARIS

INTRODUCTION

La vulgarisation de l'acide phénique ne date que de 1867, mais son usage journalier a été si fréquemment depuis cause de fâcheuses méprises, qu'il est de la plus grande utilité de connaître sa toxicologie au triple point de vue physiologique, clinique et médico-légal. Mais, sauf le mémoire de Ferrand, déjà ancien (1876), on ne trouve dans la science aucune étude détaillée de cette dernière partie. La plupart des auteurs, en effet, se sont bornés à étudier le côté chirurgical de la question, ou se sont contentés de rapporter des observations avec commentaires appropriés.

Sur le conseil de M. le professeur Lacassagne, nous avons cherché à combler cette lacune et à rassembler en même temps tous les éléments du sujet, afin de le tenir au courant des connaissances actuelles. Nous n'osons pas espérer être arrivé complètement à la solution de cette tâche ardue, mais du moins nous avons conscience d'avoir consacré tous nos efforts pour faire profiter la science des leçons de ce maître éminent.

Qu'il nous soit permis de l'en remercier vivement, ainsi que de l'honneur qu'il nous fait en acceptant la présidence de notre thèse.

Nous lui associerons dans notre reconnaissance M. le professeur Hugounenq, qui nous a accueilli avec la plus grande bonté dans son laboratoire et nous a aidé de ses conseils éclairés.

Enfin, nous ne saurions, sans ingratitude, oublier nos maîtres de Lyon et de Dijon. Nous conserverons toujours d'eux le meilleur souvenir.

Nous avons divisé notre travail en quatre chapitres :

Le premier, sorte de préliminaire du quatrième, donne un aperçu des propriétés chimiques, réactions et dosage du phénol, toutes choses nécessaires à une expertise.

Le deuxième traite de son action physiologique et de ses lésions anatomo-pathologiques.

Le troisième est consacré à la toxicologie et à l'étude clinique de l'empoisonnement phéniqué.

Enfin, dans le quatrième, conclusion des trois autres, nous nous occupons de la question médico-légale avec les détails qu'elle comporte.

CHAPITRE PREMIER

Etude chimique du phénol.

La découverte du phénol date du commencement de ce siècle. C'est en effet en 1834 que Runge décrivit, sous le nom d'acide carbolique (Carbolsaüre), un produit brun, d'odeur empyreumatique spéciale, tiré du goudron de houille et qui n'était autre que du phénol impur. Plus tard Laurent (1) parvint à obtenir le même corps à peu près pur, l'analysa, décrivit ses propriétés essentielles et prépara même un grand nombre de ses dérivés. A cause de sa tendance à s'unir aux bases il le regarda comme un acide et lui donna le nom d'hydrate de phényle ou d'acide phénique (de φαίνω, j'éclaire), pour rappeler en même temps son extraction des houilles de gaz d'éclairage. Longtemps avant Lister, Lemaire (2), en 1863, préconisait l'emploi du nouveau produit, en signalait la toxicité, et donnait aux accidents suraigus dus à son emploi le nom d'attaque phénique.

Sitôt que Lister, en 1867, eut signalé les immenses avantages du pansement antiseptique, partout on employa le phénol. Même aujourd'hui, les nombreux corps proposés pour le remplacer (sublimé, acide borique, thymol, etc.), n'ont pu parvenir à le supplanter entièrement. Il est resté le désinfectant populaire par excellence, et c'est même à cet usage prépondérant que sont dus la plupart des empoisonnements auxquels il a donné lieu. On peut citer également comme causes secondaires la préparation industrielle de ses nombreux dérivés, son emploi pour le tannage des peaux, etc.

En 1869, Bert et Jolyet (3) étudient son action toxique chez les animaux, et ces travaux ont été complétés depuis par ceux de Ferrand (9), de Küster (10), Lesser (24), etc.

L'acide phénique, comme nous le verrons plus loin (Ch. II), existe normalement dans l'organisme, surtout dans les urines. Le castoreum en renferme : enfin il prend naissance dans la distillation sèche du benjoin, de l'acide picrique, etc.

Notre but n'étant pas de faire l'histoire chimique complète de cette substance, nous n'insisterons pas sur ses procédés de préparation. Nous nous bornerons à dire qu'on l'extrait d'ordinaire des huiles de houille ou encore qu'on le prépare synthétiquement en partant du dérivé sulfoconjugué de la benzine.

A l'état pur, le phénol se présente sous forme de cristaux allongés dont les arêtes sont mal définies : la lumière leur donne habituellement une transparence rosée (par suite de la présence d'une faible quantité d'acide rosolique). Obtenu synthétiquement il exhale une odeur cadavéreuse spéciale; elle diffère assez de celle du phénol extrait de la houille, qui est plutôt bitumineuse, à cause des impuretés qu'il renferme presque toujours. Cette odeur est une des caractéristiques de l'acide phénique, car nous l'avons trouvée nette dans des solutions à 1/2000 du produit synthétique. Elle est encore plus marquée quand il s'agit du phénol ordinaire, surtout à chaud. Landolt a trouvé que dans ces conditions l'odorat permettait de reconnaître des solutions jusqu'à 1/28000, en l'absence, bien entendu, de corps étrangers.

La saveur du phénol est d'abord sucrée, puis presque immédiatement caustique : il produit en peu de temps l'anesthésie de la langue. Les solutions étendues, (1/1000), n'ont plus qu'une saveur sucrée et légèrement empyreumatique : on la perçoit jusqu'à 1/4000. Pur et anhydre, le phénol fond à 40° (A. Gautier), mais l'absorption de l'humidité atmosphérique abaisse son point de fusion ; à la longue il finit même par se liquéfier, surtout s'il est mélangé d'un peu de crésol. Son point d'ébullition, variable avec son degré de pureté, est 180°5 pour Gautier, 182°3 pour Ladenburg, sous la pression de 760^{mm}. Sa densité varie beaucoup avec la température : de 1,065 à 18° elle tombe à 1,038 à 60° et n'est plus que 1,0011 à 100° (Ladenburg et Adrieenz).

Le phénol est soluble en toute proportion dans l'alcool, l'éther, la benzine, la glycérine, le chloroforme, ainsi que dans l'acide acétique et la solution saturée de salicylate de soude. Assez soluble dans l'huile, il l'est bien moins dans les pétroles et dans l'eau. Le phénol ne se mêle que lentement à cette dernière et commence par se liquéfier en gouttelettes d'apparence huileuse avant de disparaître. La solubilité du phénol synthétique est notablement supérieure à celle du phénol ordinaire (5 % suivant Gautier). Nous l'avons trouvée un peu supérieure à 8,50 % à 15°. Elle augmente avec la température, et à 84°, le phénol finit par se dissoudre en toutes proportions dans l'eau (Alexeieff).

Des nombreuses propriétés chimiques du phénol nous ne retiendrons que celles qui nous sont nécessaires pour le but que nous poursuivons, c'est-à-dire : reconnaître les caractères du phénol et le doser.

Rappelons d'abord que ce n'est pas un acide, bien qu'il s'unisse aux bases avec dégagement de chaleur et qu'à l'ébullition il déplace l'acide carbonique (Baumann). Les produits qui prennent naissance dans ces conditions n'ont en effet rien de commun avec les sels, aussi le nom de *phénol* est-il plus exact que celui d'*acide phénique*. Son radical phényle, C^6H^5, peut se substituer à l'hydrogène de l'acide sulfurique et donner un sulfate acide ou acide phénolsulfurique. A son tour, celui-ci produit des sels dont nous verrons l'importance en physiologie normale et quand nous étudierons l'antidotisme du phénol.

Chauffé fortement, l'acide phénique prend feu et brûle avec une flamme fuligineuse ; en présence de l'acide azotique à chaud il donne des produits de substitution dont le plus important est le trinitrophénol ou acide picrique. Les réactions de ce dernier peuvent, comme nous le verrons plus loin, servir indirectement à reconnaître le phénol. Enfin les métalloïdes monovalents, se substituant de même à son hydrogène, donnent une série de corps dont les plus utiles à connaître pour nous sont les bromophénols.

Voyons à présent les réactions capables de déceler la présence d'acide phénique. Il y en a bien peu qui lui soient caractéristiques ; aussi peut-on poser en principe que, pour affirmer son existence, plusieurs au moins sont nécessaires :

Outre son odeur et sa saveur dont nous avons déjà parlé, ce sont les suivantes :

1° Un copeau de sapin imbibé de phénol et d'acide chlorhydrique bleuit à la lumière solaire (formation de coniférine). Rien de moins sûr que cette réaction : elle se produit souvent aussi bien, sinon mieux, avec l'acide seul (Ritter). La précaution de Tommasi (d'ajouter du chlorate de potasse pour avoir une coloration nette), perd donc de son utilité.

2° La réaction de Pettenkoffer (sucre et acide sulfurique), également peu caractérisque, n'est sensible avec le phénol que jusqu'à 1/1500.

3° Les sels ferriques (en particulier le chlorure) donnent en solution aqueuse une couleur violette. Le même fait se produit, et même souvent avec bien plus d'intensité, avec bon nombre d'autres corps, en particulier l'acide salicylique. Bien que 1/2000 soit partout signalé comme limite de cette réaction, nous avons constaté son absence avec le phénol synthétique à 1/1500. A 1/1000 il se produisait une teinte lilas à peine visible.

4° Le mélange d'acide sulfurique et de chromate acide de potassium ou bien l'acide chromique, ce qui revient au même, donne un précipité brun. On opère comme il suit : Dans un tube à essai on place quelques cristaux de bichromate, puis on verse la solution phéniquée. En ajoutant alors goutte à goutte de l'acide sulfurique sur les parois, l'acide gagne le fond du tube, et à la surface de séparation des liquides apparaît la teinte foncée. Avec des solutions plus diluées que 1/3000 et jusqu'à 1/6000 on n'a plus que la couleur vert-olive donnée par toute substance organique réduisant ce mélange oxydant.

5° Avec le phénol en solution concentrée, l'acide azotique donne un précipité presque noir (mélange de phénoquinone et de corps analogues). Cette réaction a lieu à froid jusqu'à 1/6000 (Pollacci). Mais nous l'avons vue se produire à chaud jusqu'à 1/10000. Il ne se forme plus alors de précipité, mais bien une teinte jaune due vraisemblablement à l'acide picrique. C'est donc là une réaction assez sensible, mais malheureusement bien d'autres corps que le phénol la produisent.

6° Le chlorure de chaux (les hypochlorites en général), en présence de l'ammoniaque et de l'acide phénique donne une coloration bleue qui se forme lentement avec les solutions étendues (Berthelot). Le thymol et le crésol agissent de même.

7° M. Jacquemin (8) a perfectionné cette réaction et l'a rendue beaucoup plus sensible en remplaçant l'hypochlorite de chaux par celui de soude et en substituant l'aniline à l'ammoniaque. A la solution phéniquée rendue alcaline on ajoute une petite goutte d'aniline et enfin l'hypochlorite. Celui-ci plus dense tombe au fond, donne sur son passage des stries jaunes dans le liquide qui devient uniformément vert, puis bleu dès qu'on agite. L'hypochlorite de soude est obtenu facilement en traitant par un carbonate alcalin le chlorure de chaux du commerce, puis filtrant. Dans la réaction Jacquemin, sensible suivant l'auteur jusqu'à 1/66000, et dans tous les cas une des meilleures du phénol, il se produit un sel colorant bleu, l'érythrophénate de soude, qui passe au rouge par mise en liberté de l'acide érythrophénique dès qu'on ajoute un acide. Avec les solutions très étendues il faut chauffer légèrement et attendre quelques minutes.

8° Le brôme et l'eau bromée précipitent les solutions phéniquées, même étendues. Le produit obtenu sous forme de flocons blancs ou légèrement teintés en jaune, est formé de fines aiguilles: c'est, suivant Benedict (*), un mélange de tribromophénol et de tribromophénate de brôme. Le thymol et quelques autres corps précipitent aussi par l'eau bromée, mais les corps obtenus ne cristallisent pas ou n'ont pas la même structure. Pour achever d'être fixé, on pourra préparer du tribromophénol et on lui comparera le précipité obtenu (Hugounenq) (25). Cette réaction est des plus importantes, car, soit directe-

(*) Berichte der chem. Gesellsch. Bd. IV, S. 770.

ment, soit avec quelques modifications, elle est la base de presque tous les procédés proposés pour doser le phénol soit en poids, soit en volume. Sa sensibilité déjà grande (1/15500 dans un tube à essai suivant Pollacci), peut encore être augmentée de la façon suivante : sur un verre de montre on place la solution de phénol, on y laisse tomber au centre une goutte de brôme ou d'eau bromée : en se plaçant à contre-jour on apercevra nettement un anneau blanchâtre encore net avec des solutions à 1/35000, à peu près imperceptible à 1/40000.

Pour compléter cette série de réactions, ajoutons les suivantes : Phénol + quelques gouttes d'alcool + iodoforme, donnent à chaud de l'acide rosolique qui donne à l'alcool une couleur carmin.

Même réaction avec phénol + acide oxalique + acide sulfurique à chaud (Persoz).

Azotate d'aniline + azotite de potassium + phénol en solution concentrée, donnent une coloration jaune clair (Cazeneuve et Hugounenq).

Acide sulfurique + nitrite d'amyle + phénol donnent coloration rose.

Hypochlorite de sodium (en excès) + glycocolle + phénol donnent teinte bleue (Engel).

Réactif de Millon (Hg dissous dans AzO^3H fumant, puis étendu de son volume d'eau) + phénol donnent précipité jaune de turbith nitreux. Si à la solution encore chaude on ajoute AzO^3H en quantité suffisante pour redissoudre le précipité, on obtient une coloration rouge s'accentuant par le repos. Très sensible (1/2.000.000), mais très peu caractéristique.

Au point de vue pratique, deux surtout de ces réactions sont à retenir : celle de Jacquemin et celle du brôme.

Dosage du phénol. — 1° *Méthodes en poids.* (Landolt, Baumann et Brieger, v. Jaksch). Elles reposent toutes sur ce principe que le brôme en agissant sur le phénol donne naissance à du tribromophénol en même temps qu'à de l'acide bromhydrique, d'après l'équation suivante :

$$\underbrace{C^6H^5,OH}_{\text{phénol} = 94} + \underbrace{3\ Br^2}_{} = \underbrace{C^6H^2Br^3,OH}_{\text{tribromophénol}=331} + 3\ HBr$$

Du poids du précipité se déduit celui du phénol dans le rapport 94/331. Mais Landolt, qui avait d'abord préconisé ce procédé, fut aussi le premier à s'apercevoir que les résultats ne concordaient pas avec ce qu'on était en droit d'en attendre. Presque toujours, malgré toutes les précautions prises : pureté des produits employés, parfaite dessiccation des filtres et des précipités, on trouva plus de phénol qu'on n'en avait utilisé en réalité. Baumann et Brieger dans leurs dosages sur le phénol de l'urine attribuèrent l'erreur à la présence dans celle-ci d'une petite quantité d'ortho et de paracrésol, dont les composés bromés sont du reste susceptibles de se transformer à la longue en tribromophénol. Rumpf (29) a repris récemment ces recherches sur le phénol de l'urine : il a remarqué tout d'abord que le point de fusion du précipité était 109, (92° pour le tribromophénol), que sa forme cristalline différait de celle de ce dernier corps, enfin qu'une petite partie seulement du produit obtenu était soluble dans le carbonate de sodium à 10/100. La portion enlevée par le liquide alcalin a tous les caractères physiques et chimiques du tribromophénol; quant à celle restée insoluble, elle fut considérée par l'expérimentateur allemand comme un mélange d'une substance colorante complexe avec du dibromocrésol, bien que son point de fusion (118°) la rapprochât plutôt du phénol tétrabromé. En collaboration avec le Dr Martini, il opéra sur des quantités connues à l'avance de phénol pur, et le premier résultat de ses dosages par la méthode de Landolt fut qu'on trouvait d'une façon générale un excès de phénol : l'erreur alla même dans une expérience jusqu'à 17 % en trop. La solution de soude à 10 % enleva la majeure partie du précipité.

En saturant par HCl, on isola une substance ayant tous les caractères physiques et la teneur en Br du tribromophénol, mais sa quantité n'était que les 58 à 89 % de celle qu'on aurait dû trouver théoriquement si la formule de Landolt eût été exacte. La perte augmentant avec le nombre de lavages, il fallait en conclure que le tribromophénol n'est pas complètement insoluble dans l'eau.

En outre, la portion non dissoute par le carbonate de sodium ne différait du tribromophénol bromé ($C^6H^2Br^3$, OBr) que par une action négative sur le mélange de KI avec l'empois d'amidon. C'est d'ailleurs une substance instable repassant spontanément au bout de quelque temps à l'état de tribromophénol.

Dans les expériences de Rumpf on trouva, contrairement aux résultats fournis par Landolt, un déficit sur la quantité de phénol calculée théoriquement, par suite de la solubilité du tribromophénol dans l'eau.

Comme conclusion à tirer, le dosage exact du phénol par la pesée des précipités bromés est chose impossible :

1° Parce que ces précipités sont complexes et renferment des proportions variables de tribromophénol, de tribromophénate de brôme et d'une substance colorante mal connue. Ces trois corps se transformant à l'infini l'un dans l'autre, il y a incertitude de ce côté.

2° De la non-insolubilité absolue du tribromophénol résulte une perte du précipité et par suite une diminution pour le phénol calculé.

3° Enfin la formation de composés plus bromés que le tribromophénol fait qu'il y a augmentation de poids pour le précipité et par suite pour le phénol.

Ce sont sans doute ces deux dernières raisons qui expliquent les résultats contradictoires de Landolt et de Rumpf : suivant la prédominance de l'une ou l'autre, on trouve du phénol en moins ou en trop.

2° *Méthodes volumétriques.* Leur principe repose bien toujours pour la plupart sur la même réaction que les précédentes, mais d'une façon indirecte, car elles lui substituent l'emploi d'un réactif colorant, (ordinairement l'iodure de potassium amidonné), sur lequel le brôme en excès peut réagir.

On se servit d'abord de la solution aqueuse du brôme (procédé Dagener), puis du même métalloïde dissous dans le bromure de potassium (procédé Giacosa), ce qui restreignait les volumes de liquide à employer. Mais ces méthodes avaient un défaut capital : la volatilité du brôme.

Koppeschaar et Beckurts (*) pour tourner la difficulté, opèrent de la façon suivante : La liqueur phéniquée est additionnée d'un mélange de un équivalent de bromate pour cinq de bromure de potassium. Il se produit du brôme à l'état naissant dès qu'on verse de l'acide sulfurique, d'après la formule :

$$KBrO^3 + 5KBr + 6H^2SO^4 = 6Br + 6KHSO^4 + 3H^2O$$

Le brôme doit être en excès par rapport au phénol à doser, mais on a soin d'ajouter une quantité connue d'iodure de potassium au-delà suffisante pour utiliser tout cet excès de brôme. Aussi finalement la liqueur renferme de l'iode libre : il ne reste plus qu'à le doser au moyen d'une solution titrée d'hyposulfite de soude. On verse celle-ci jusqu'à ce qu'une goutte de liquide ne colore plus en bleu l'empois d'amidon. Si de la quantité totale de brôme employé on retranche celle qui s'est substituée à l'iode de l'iodure (facile à calculer), on a le poids de brôme qui s'est combiné avec le phénol pour former du tribromophénol : la composition du précipité n'intervient nulle part. On ne peut guère reprocher

(*) Zeitschrift. f. analyt. Chem. Bd. XV. S. 233.

à cette méthode, d'ailleurs très précise, que sa longueur la rendant peu pratique.

Le procédé de M. Chandelon (17) échappe à cette critique. Au brôme est substitué un hypobromite alcalin facile à préparer : il réagit comme le brôme sur le phénol, et son absence de volatilité permet de le faire agir directement sur la liqueur ioduro-amidonnée.

Le réactif Chandelon est obtenu de la façon suivante :

On dissout de 10 à 15 gr. de potasse à l'alcool dans un litre d'eau, puis on ajoute par petites portions, et en agitant, environ 10 gr. de brôme. On a un liquide jaune d'or qu'on étend d'eau de façon que 50 cc. correspondent à 10 cc. d'une solution normale de phénol à 0,5 %, soit 0,05 de phénol pur. Le liquide doit être conservé dans un flacon noirci et dans un endroit frais. Le dosage se fait ainsi : 50 cc. d'hypobromite étant versés dans un vase de Bohême, on fait couler d'une burette graduée, la solution phéniquée d'abord rapidement jusqu'à décoloration à peu près complète du liquide, puis goutte à goutte jusqu'à ce que l'hypobromite saturé perde la propriété de bleuir une goutte d'empois d'amidon ioduré déposée sur une plaque de porcelaine. Une simple proportion permet de déduire le tant pour 100 de phénol, car on a : $a : 0{,}05 = 100 : x$ d'où $x = \frac{5}{a}$ a étant le nombre de centimètres cubes de phénol versé.

Cette méthode est à la fois suffisamment précise et d'une application prompte et facile. On ne peut lui reprocher qu'une chose : l'altération de la solution d'hypobromite malgré toutes les précautions prises. On en est quitte pour la retitrer à nouveau avec une solution connue de phénol au moment de s'en servir. Du reste, elle ne se décompose que lentement, puisque nous avons pu constater qu'une solution dont 50 cc. représentaient 0.05 de phénol, équivalait encore à 0,048 six semaines après (au printemps). On déduisait le tant pour 100 dans ce cas particulier par la formule $x = \frac{4,8}{a}$.

Le procédé Chandelon est sensible (à peine une erreur de 1 à 2 % pour des solutions à 1/500). Comme dans les expertises médico-légales on peut avoir dans un empoisonnement par le phénol à le doser dans des solutions étendues, nous nous sommes proposé de rechercher quelle exactitude cette méthode d'une application si facile comportait pour une série de solutions de plus en plus diluées depuis 1/200, point de repère choisi pour le titrage et où l'erreur, par conséquent, est nulle, jusqu'à 1/5000, chiffre qu'on a rarement à dépasser dans la pratique. Nous avons constamment employé, afin d'avoir des résultats comparables, le phénol synthétique.

Les solutions ioduro-amidonnées ont été préparées par la méthode de Frésénius. (Dans 60 cc. d'eau froide, faire dissoudre 1 gr. 50 d'amidon : porter à l'ébullition tout en agitant. Ajouter alors 0.50 de KI et 0.50 de $CO^3 Na^2$, puis, remuant toujours, de 100 à 120 cc. d'eau froide). Au lieu de la solution ioduro-amidonnée elle-même, nous avons employé, pour plus de commodité, de larges bandes de papier-filtre imprégnées de la même solution récemment préparée. L'hypobromite concentré y détermine des taches d'un bleu presque noir : s'il est plus dilué (vers la fin du dosage), il ne donne plus naissance au contact du papier qu'à un cercle périphérique bleuâtre : quand la saturation est presque complète, ce cercle n'apparaît qu'au bout de quelques instants.

Nos solutions titrées à 1/200, 1/500, 1/1000, 1/1500, et ainsi de suite de 500 en 500 jusqu'à 1/5000 ont été soumises à plusieurs dosages (*) dont voici les moyennes :

TABLEAU A

Titres des sol. phéniq.	Volumes pour 20 cc. d'hypobromite		Erreurs commises	Titres des sol. phéniq.	Volumes pour 20 cc. d'hypobromite		Erreurs commises
	Théoriquem'	en réalité			Théoriquem'	en réalité	
1/500	10	9,9	0,1	1/3000	60	56,0	4 »
1/1000	20	19,6	0,4	1/3500	70	64,6	5,4
1/1500	30	29,0	1 »	1/4000	80	72,95	7,05
1/2000	40	38,2	1,8	1/4500	90	81,1	8,9
1/2500	50	47,25	2,75	1/5000	100	89,0	11 »

Il en résulte que les erreurs ont lieu constamment par défaut et vont en croissant avec le degré de dilution des solutions phéniquées. Ce résultat doit problablement s'expliquer par le fait que l'hypobromite, dilué dans des quantités de plus en plus grandes de solutions faibles de phénol, finit par

(*) Pour avoir des résultats comparables, on a, sauf pour les dosages fondamentaux destinés à titrer la solution d'hypobromite, pris constamment 20 cc. de celle-ci : 50 cc. auraient exigé un trop grand volume de phénol, à 1/5000 par exemple.

avoir une action moins sensible sur le réactif ioduro-amidonné.

Mais une remarque plus importante est celle-ci : une série de dosages faits avec la même solution nous ont toujours donné, quel que fût son titre, des résultats à peu près concordants (quelques dixièmes de cc. au plus de différence sur une quantité totale de 50 à 100 cc.). A cause de ce fait et de la marche progressive des erreurs commises, nous nous sommes demandé s'il existait un rapport quelconque entre ces derniers et les titres des solutions, enfin si ce rapport supposé pouvait être représenté graphiquement d'une façon simple. Ayant pris pour abscisses les quantités représentant les titres des solutions phéniquées, pour ordonnées l'erreur correspondante en dixièmes de centimètres cubes (le tout rapporté, bien entendu, à 20 cc. de solution normale Chandelon), nous avons construit une série de points situés, à peu de chose près, sur une parabole à axe vertical. En calculant son paramètre $\frac{y}{x^2}$ pour les divers points (x,y) construits directement au moyen des données de nos dosages, nous avons trouvé successivement pour chacun d'eux les valeurs : 0,0040, 0,0040, 0,0044, 0,0045, 0,0044, 0,0044, 0,0044, 0,0044, 0,0043, 0,0044, qui ne diffèrent pas sensiblement entre elles et ont pour moyenne arithmétique 0,00434. La parabole $y = 0{,}00434\ x^2$ ou plus simplement $y = 434\ x^2$ (*) peut donc représenter à

(*) L'unité de longueur des abcisses étant arbitraire, on peut, pour construire la courbe, se servir de $y = 434x^2$. En changeant

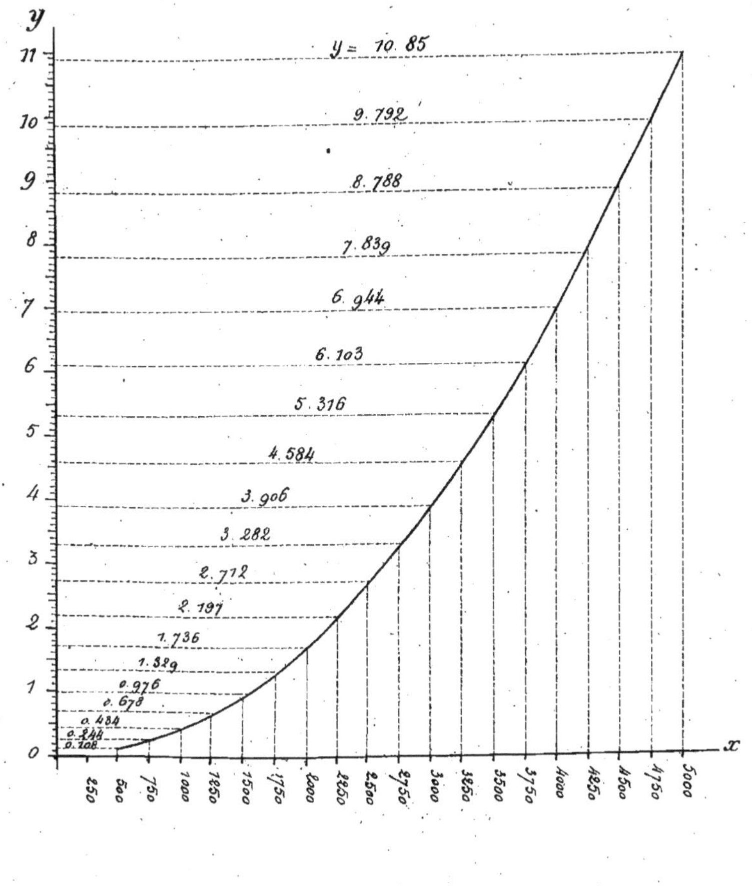

y
x
y = 10.85
9.792
8.788
7.839
6.944
6.103
5.316
4.584
3.906
3.282
2.712
2.197
1.736
1.329
0.976
0.678
0.434
0.244
0.108
0
1
2
3
4
5
6
7
8
9
10
11
250
500
750
1000
1250
1500
1750
2000
2250
2500
2750
3000
3250
3500
3750
4000
4250
4500
4750
5000

29 bis

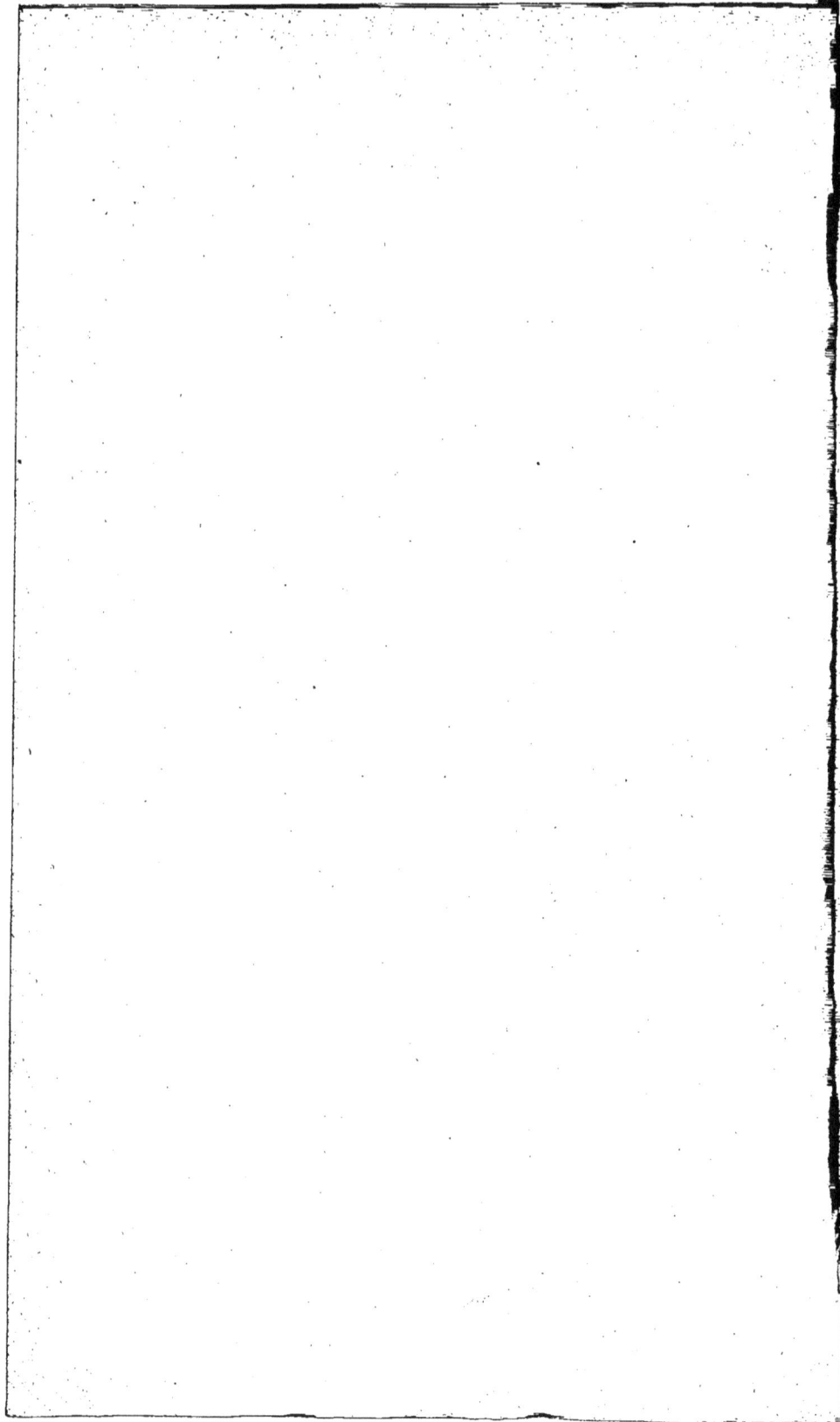

peu près la loi suivant laquelle varient les erreurs de dosage dans le procédé Chandelon. Avec cette relation, calculons les erreurs commises de 250 en 250, nous aurons :

TABLEAU B

On fait $x =$	y, erreur commise, déduite de $y = 0{,}00434\, x^2$	Quantités complémentaires pour trouver les volumes théoriques	On fait $x =$	y, erreur commise, déduite de $y = 0{,}00434\, x^2$	Quantités complémentaires pour trouver les volumes théoriques
5	0cc,108	9cc,892	27,5	3cc,282	51cc,718
7,5	0 ,244	14 ,756	30	3 ,906	56 ,094
10	0 ,434	19 ,566	32,5	4 ,584	60 ,416
12,5	0 ,678	24 ,322	35	5 ,316	64 ,684
15	0 ,976	29 ,024	37,5	6 ,103	68 ,897
17,5	1 ,329	33 ,671	40	6 ,944	73 ,056
20	1 ,736	38 ,264	42,5	7 ,839	77 ,161
22,5	2 ,197	42 ,803	45	8 ,788	81 ,212
25	2 ,712	47 ,288	47,5	9 ,792	85 ,208
			50	10 ,850	89 ,150

Remarquons d'abord que les quantités calculées pour $x = 5, 10, 15, 20$, *etc.* diffèrent peu de celles obtenues directement (voir tableau A) ; elles sont toutefois un peu faibles pour les valeurs élevées de x, mais avec des solutions aussi diluées on ne peut guère compter sur un dosage volumétrique parfait.

Observons de plus que les quantités de la troisième colonne du tableau B sont trouvées directement dans la pratique. Si donc nous prenons d'unité en

la valeur du paramètre, la forme seule de la parabole est modifiée, mais non sa nature, qui est la seule chose importante à connaître.

unité les nombres entiers de centimètres cubes compris dans les limites du tableau B, c'est-à-dire de 10 à 89 inclus, nous aurons, en faisant des interpolations convenables pour les erreurs correspondantes, le résultat suivant, à 0 cc., 1 près :

TABLEAU C

Centim. cubes trouvés	Erreurs ou Correct.	Centim. cubes trouvés	Erreurs ou Correct.	Centim. cubes trouvés	Erreurs ou Correct.	Centim. cubes trouvés	Erreurs ou Correct.	Centim. cubes trouvés	Erreurs ou Correct.
10	0cc,1	26	0cc,8	42	2cc,1	58	4cc,2	74	7cc,2
11	0 ,1	27	0 ,8	43	2 ,2	59	4 ,4	75	7 ,4
12	0 ,2	28	0 ,9	44	2 ,3	60	4 ,5	76	7 ,6
13	0 ,2	29	1 ,0	45	2 ,5	61	4 ,7	77	7 ,9
14	0 ,2	30	1 ,0	46	2 ,6	62	4 ,9	78	8 ,1
15	0 ,3	31	1 ,1	47	2 ,7	63	5 ,1	79	8 ,4
16	0 ,3	32	1 ,2	48	2 ,8	64	5 ,3	80	8 ,6
17	0 ,3	33	1 ,3	49	2 ,9	65	5 ,4	81	8 ,8
18	0 ,4	34	1 ,4	50	3 ,1	66	5 ,6	82	9 ,0
19	0 ,4	35	1 ,5	51	3 ,2	67	5 ,7	83	9 ,3
20	0 ,4	36	1 ,6	52	3 ,4	68	5 ,9	84	9 ,6
21	0 ,5	37	1 ,6	53	3 ,5	69	6 ,1	85	9 ,8
22	0 ,5	38	1 ,7	54	3 ,6	70	6 ,3	86	10 ,0
23	0 ,6	39	1 ,8	55	3 ,7	71	6 ,6	87	10 ,3
24	0 ,6	40	1 ,9	56	3 ,9	72	6 ,8	88	10 ,6
25	0 ,7	41	2 ,0	57	4 ,0	73	7 ,0	89	10 ,9

Ces erreurs sont aussi les corrections à ajouter : elles sont de la plus grande facilité : supposons en effet que pour 20 cc. d'hypobromite normal il ait fallu utiliser 44 cc 2 de solution phéniquée. La correction à faire, indiquée par le tableau C, est 2 cc.,3. Mais si l'on a sous les yeux la parabole construite par points de 250 en 250, on peut, si l'on veut se contenter d'un à peu près, se dispenser de tout calcul.

En effet, dans l'exemple choisi, la correction 2,3 est placée entre 2,197 et 2, 712 qui correspondent respectivement à des solutions à 1/2250 et 1 2500. Immédiatement on voit que le titre cherché se trouve dans cet intervalle, et voisin de 1, 2300.

Restait à vérifier directement la valeur de cette correction. Dans ce but, et afin de n'obéir à aucune suggestion, nous avons prié notre ami le Dr Colomb de nous préparer deux solutions comprises entre les limites de notre tableau, c'est-à-dire entre 1/500 et 1/5000.

1re sol.	1er dos.	Pour 20cc d'hypobromite normal				75cc8	moy. 75,7
	2e	»	»	»	»	75cc6	

Correction du tableau C : 7 cc, 6, d'où (voir la figure) titre cherché compris entre 1/4000 et 1/4250 et voisin de ce dernier. Tout calcul fait, on a $x = 4170$. Vérification faite, le titre réel était 4250. Sans correction, on eût trouvé 3790.

2e sol.	1er dos.	Pour 20cc d'hypobromite			37,7	de sol. phéniquée.
	2e	»	»	»	37,8	»

Correction : 1.7. Tout calcul fait, $x = 1970$. En réalité le titre était 2000. Sans correction on eût trouvé $x = 1885$.

Nous en avons conclu qu'on pouvait par ce moyen arriver au résultat cherché, au moins à 1/100 près, dans les solutions diluées.

Tout ce qui précède s'applique, nous l'avons dit, au phénol synthétique. S'il s'agissait de phénol ordinaire, on commencerait par chercher son équivalent vis à vis d'une solution d'hypobromite exactement titrée par le phénol synthétique. Une simple proportion indiquerait ensuite la correction à faire.

Pour terminer cette question de dosage, il nous reste à dire quelques mots d'un procédé récemment préconisé par Bader (28), et consistant à titrer le phénol à la façon d'un acide, en remplaçant la phénol-phtaléine par une solution alcoolique de trinitrobenzol symétrique (point de fusion : 122°). Une pincée de ce corps, qui a l'aspect de belles aiguilles blanches, est agitée avec 50cc. d'alcool absolu. Le réactif étant filtré, on s'en sert de la façon suivante : on en ajoute 2 ou 3 gouttes à la solution phéniquée à doser, puis on y laisse tomber d'une burette graduée une solution de soude normale. Sitôt que celle-ci vient à être en excès, il se produit une belle couleur rouge pelure d'oignon. Le phénol, paraît-il, à l'exclusion de ses homologues, peut seul être dosé de cette façon. A 40 de soude versée correspondent 94 de phénol.

La méthode de Bader nous a donné les résultats suivants : Avec des solutions en dessous de 1/500 les valeurs données par les expériences concordent avec celles calculées théoriquement. La coloration rouge apparaît nettement et d'une façon persistante au moment même de la saturation. Mais, au delà de 1/500, avec une solution à 1/1.000 par exemple, la réaction perd toute sa sensibilité malgré les précautions prises (verre à réaction placé sur un papier blanc à côté d'un verre d'eau pure pour servir à comparer les couleurs). La teinte rouge apparaît bien longtemps après le point de saturation du phénol et les résultats de plusieurs dosages sur la même solution ne concordent pas du tout entre eux, de sorte qu'on ne pourrait leur appliquer une méthode de correction analogue à celle qui nous a servi pour la méthode Chandelon.

Néanmoins le procédé Bader a l'avantage d'une très grande simplicité et pourra être employé avec avantage toutes les fois qu'il s'agira de doser des solutions concentrées, en dessous de 1/500.

CHAPITRE II

Physiologie normale et anatomie pathologique du phénol.

Les recherches de Baumann, Brieger, Preusse, Christiani, etc., ont appris depuis longtemps que le phénol se forme dans l'organisme pendant les phénomènes de la digestion. Méhu, Staedeler et Münck ont constaté sa présence dans l'urine de l'homme et des animaux au moyen de la réaction si sensible du brôme. Les expériences faites dès lors dans le but de l'isoler (en distillant l'urine avec un acide), donnèrent des résultats contradictoires. Cela tient, suivant M. Engel (12), à ce que le phénol ne s'y trouve pas à l'état libre, mais sous forme de phénolsulfates de potassium et de sodium. Or ces corps distillent sans altération en présence de l'acide acétique, au lieu qu'ils sont décomposés par une sorte de saponification, si l'on opère avec l'acide sulfurique. Le phénol, alors régénéré, peut être mis en évidence par l'eau bromée. Les quantités trouvées varient du reste beaucoup avec l'espèce animale, le régime, l'état de santé ou de maladie. Tandis que l'urine de certains animaux (poulets, grenouilles), en est dépourvue (Christiani), celle du cheval, par exemple, en contient 0 gr. 913 par litre. La moyenne trouvée pour l'homme est 0, 045 (de 0, 024 à 0, 069 suivant Münck), pour une alimentation mixte; Brieger donne un chiffre un peu moindre : 0, 015. Elle est bien moindre pour un régime carné (0, 00011 par jour).

Les animaux sont soumis aux mêmes influences. L'effet des maladies, notamment celles du tube digestif, est des plus marqués, puisque Baumann (*) a trouvé dans certains cas pathologiques, jusqu'à 1 gr. 5 de phénol par litre. Tout en tenant compte des inexactitudes des méthodes en poids qui ont servi à déterminer ces chiffres, nous pouvons, dès à présent, tirer cette conséquence dont nous verrons l'importance en médecine légale : si la quantité de phénol trouvée dans les urines, et à plus forte raison dans d'autres organes, dépasse 0, 08 par litre chez un individu qui a toujours joui d'une bonne santé, ou 1 gr. 5 à 2 gr. au plus dans les cas de maladies antérieures, on pourra affirmer qu'il y a empoisonnement.

Baumann et Brieger ayant constaté la présence du phénol dans l'intestin en compagnie de l'ortho et du para-crésol pensèrent qu'il prenait naissance par la putréfaction des albuminoïdes. L'expérience

(*) Deutsch. chem. Gesell. 1878. S. 1.907.

directe leur donna raison, et Baumann (*) vit que dans cette putréfaction spontanée il se formait d'abord de l'indol, puis, au bout de 6 jours, du phénol dont la quantité allait en augmentant au fur et à mesure que celle de l'indol diminuait. La clinique vint à son tour donner des preuves à l'appui en montrant que toutes les fois que, pour une raison quelconque, les produits alimentaires séjournaient un temps anormal dans l'intestin (iléus, péritonite, constipation, typhlite, etc.), on trouvait tout d'abord dans l'urine de l'indican (provenant de l'indol), puis ultérieurement une forte proportion de phénolsulfates. Brieger a reproduit le même résultat en liant l'intestin d'un chien. La tyrosine, par une série de transformations bien étudiées par Baumann, puis la mucine (C. Ernst) (27) doivent être placées en tête des albuminoïdes phénol-formatrices. Ainsi l'ingestion de tyrosine augmente la proportion du phénol dans l'urine sans modifier celle de l'indican. Contrairement à l'opinion généralement admise, Ernst a trouvé que l'addition de suc pancréatique, bien loin d'augmenter la proportion de phénol, la diminuait au contraire dans de notables proportions. Toutes les fois que l'hématopoièse se fait mal, (anémies, cachexies), ce corps s'élimine en quantité moindre (Engel) (12). En quel endroit de l'organisme s'effectue la sulfo-conjugaison du phénol? C'est là un point encore mal élucidé. M. le professeur Hugounenq a en effet démontré que la sulfo-conjugaison du phé-

(*) Zeitschr. für physiol. chem. Bd. I, S 60.

nol ne se fait qu'en présence de l'acide sulfurique concentré, condition qui, naturellement, ne se trouve jamais remplie dans l'organisme. On en est donc réduit à supposer, ou bien que le phénol intestinal fait partie d'une combinaison instable apte à la sulfo-conjugaison, ou bien, hypothèse moins satisfaisante, que les tissus vivants sont capables de l'effectuer par leur activité propre. Quoiqu'il en soit, le phénol ingéré passe à l'état de phénolsulfate; pour que son élimination se fasse en nature, il doit être en excès par rapport aux sulfates de l'urine. Cette élimination, rapide au début, se ralentit ensuite et ne devient complète qu'au bout de 4 ou 5 jours (15 jours dans un cas de Billroth). Le phénomène est rendu manifeste par la coloration des urines. Le phénol peut encore s'éliminer par voie intestinale (diarrhée), pulmonaire (accidents primitifs et secondaires de l'intoxication phéniquée), oculaire (ophtalmies purulentes de P. Bert et cutanée (éruptions diverses de la peau sans application locale).

Le phénol normal est toujours en quantité trop faible pour avoir la moindre action sur les éléments anatomiques des organes. Il n'en est plus de même lorsqu'il est administré en grande quantité, et surtout en solution concentrée : il produit alors à la fois des lésions locales et aussi des accidents généraux sur lesquels nous aurons à revenir (Ch. III). Voyons en quoi consiste son action sur les tissus.

Elle varie : 1°, avec le degré de concentration du produit; 2°, avec la nature du dissolvant.

A moins de circonstances spéciales (finesse de la

peau, écorchures, etc.), les solutions d'un titre inférieur à 5 % qu'on emploie habituellement en chirurgie, agissent peu sur l'épiderme, à moins d'une application prolongée. En ce cas, on note, surtout avec la solution dite forte (à 5 %), un érythème passager accompagné d'un léger prurit. Le pansement de Lister, qui empêche l'évaporation de l'acide phénique à la surface de la peau, est un de ceux qui déterminent le plus d'accidents locaux. On l'a vu, principalement chez les sujets à peau fine (femmes et enfants), et sur des régions du corps où l'épiderme est mince (cou, régions axillaire, mammaire, inguino-crurale), déterminer un vif érythème avec une sensation de cuisson toute particulière. Les poussées d'eczéma ne sont pas rares dans ces conditions ; on a même observé des phlyctènes, du pemphigus, (Observation de Weiss) (14), se terminant par suppuration. Il est probable que dans ce cas l'imbibition des tissus par l'eau joue un rôle au moins aussi important que l'action irritante de la solution, car le phénol pur ou dissous dans l'alcool ne détermine pas ces formes humides d'affections cutanées.

Enfin chez des sujets d'une susceptibilité toute particulière (enfants, diabétiques, etc.), on a observé un érythème généralisé fébrile. Dans certains cas on a vu des plaques d'aspect érysipélateux, ne différant de l'érysipèle vrai que par l'absence de tuméfaction des ganglions (Brun) (22). Le tout se termine d'ordinaire en 36 heures par une desquamation furfuracée.

Les solutions encore plus concentrées (de 5 à 8 %

pour le phénol synthétique), produisent plus rapidement des accidents; on a même rapporté des cas de gangrène locale. Lemaire (2) en donne une explication satisfaisante : Dans les solutions à peu près saturées de phénol du commerce, ce corps est en partie émulsionné et reste en suspension dans l'eau sous forme de petites gouttelettes huileuses; quand on applique le liquide sur la peau, ces gouttelettes, un peu plus denses que la solution, s'y déposent et déterminent la mortification des tissus. La solution bien faite, en dissolvant préalablement l'acide phénique dans l'alcool, ne donne rien de semblable. Enfin, sous l'influence du phénol pur, la peau blanchit presque immédiatement et prend une consistance parcheminée. La sensibilité est émoussée ou disparaît complètement à ce niveau. S'il s'agit de la face palmaire d'un doigt, on perçoit, toutes les fois qu'on veut toucher quelque chose avec ce doigt, comme la sensation d'une feuille de carton interposée entre le derme et les objets extérieurs. Au bout d'une minute ou deux survient une douleur cuisante, analogue à celle d'une brûlure au premier degré, et atténuée de même par le contact d'un corps froid. Elle disparaît assez rapidement, mais peut réapparaître quelques heures après par un simple frôlement de la région lésée. La peau a alors changé d'aspect : elle est ratatinée, épaissie et, de blanche, a passé au rouge brun, peut-être par transformation du phénol en hydroquinone, substance facilement altérable au contact de l'air et des alcalis.

La peau reste longtemps ridée et sèche au siège

de la brûlure. Hayem a utilisé comme révulsive cette puissante action locale.

Enfin, si l'application d'acide phénique est prolongée, il se produit facilement une gangrène aseptique sèche, non pas limitée à la peau, mais s'étendant à tous les tissus sous-jacents. (Observations de Tillaux (4), Poncet (de Lyon) (5), et récemment de Bardet et Jolly) (30). Cette gangrène est indolore : elle est si profonde et si nette que M. le professeur Ollier eut un instant l'idée d'utiliser le phénol pour l'amputation des doigts chez des malades qui redoutaient une intervention sanglante. Des expériences faites à cette époque par le Dr Viennois (de Lyon) (in observ. de M. Poncet), montrèrent que la mortification est complète en cinq minutes chez les animaux, en prenant la précaution de placer une ligature pour éviter l'intoxication générale. Mais l'inconstance des résultats obtenus chez l'homme fit renoncer à cette méthode.

Nous verrons en médecine légale l'importance de l'évolution de ces lésions cutanées pour fixer, dans certains cas, la durée de la survie après un empoisonnement. Nous avons parlé de l'influence du dissolvant : c'est qu'en effet, à titre égal, les solutions huileuses, camphrées et glycérinées sont loin d'être aussi irritantes que les solutions aqueuses. Peut-être, et c'est là l'opinion de M. Jolly (30), se produit-il de véritables combinaisons qui, du reste — l'expérience le démontre — ont tout le pouvoir antiseptique du phénol sans en avoir la causticité. M. Crinon admet même (Commun. Soc. thérapeut., 15 fév. 1893) que les solutions alcooliques ne sont pas douloureuses pour la peau à moins que celle-ci soit mouillée.

Sur les muqueuses l'action du phénol est encore plus marquée et plus caractéristique : les autopsies sont là pour le démontrer. Les parties avec lesquelles il a été en contact prennent une teinte d'un blanc mat : elles perdent toute élasticité, se sclérosent et ont une consistance que Josias a comparée à du carton. Dans l'absorption buccale, on trouve le maximum des lésions dans l'estomac au niveau de la grande courbure, où le contact est le plus prolongé ; s'il s'est agi d'une solution concentrée, la muqueuse y forme des plis saillants, de un centimètre parfois. La teinte blanc mat s'observe au sommet de ces plis et tranche avec la coloration hyperémique des régions voisines, ainsi que des parties profondes non en contact direct avec le caustique. Ces lésions sont ordinairement superficielles et atteignent rarement la sous-muqueuse, bien que Liman (18) ait signalé dans une autopsie des ulcérations. Jamais, dans tous les cas, le phénol ne produit des perforations semblables à celles des acides minéraux ou des alcalis concentrés.

Dans une autopsie il est exceptionnel de trouver des lésions au-delà de la première portion du duodénum, à 15 cent. au plus du pylore. Le reste de l'intestin, et les plaques de Peyer en particulier, sont indemnes. Rarement aussi (à cause de la dilution habituelle du caustique dans ce cas), on constate des lésions profondes du gros intestin à la suite d'un lavement phéniqué, c'est au plus si l'on observe une teinte plus ou moins rougeâtre de la muqueuse. Lesser (24), qui a longuement décrit les altérations microscopiques des épithéliums, attribue leur coloration blanche à une perte de transparence des cellules superficielles ; les plus profondes des couches stratifiées de l'œsophage sont indemnes. Cette perte de transparence persiste longtemps après la mort, à l'abri de tout contact atmosphérique. Les alcalis la font cesser, mais l'air seul est parfois insuffisant. On comprend la haute importance de ces constatations en médecine légale. Lesser établit aussi le diagnostic différentiel avec l'infiltration calcique de la muqueuse (d'ailleurs rare), par une teinte plus uniforme, moins mate de celle-ci, par l'absence de congestion des parties voisines, et enfin par le siège habituel de l'infiltration : la sous-muqueuse.

Outre ces lésions, purement de contact, le phénol agit indirectement sur les autres organes. C'est ainsi que le foie est congestionné, stéatosé, si un temps notable s'est écoulé entre l'empoisonnement et la mort. La vésicule biliaire est distendue par un liquide citrin, quelquefois noirâtre, suivant les cas; (nous avons constamment retrouvé ces derniers caractères chez les cobayes empoisonnés par injection intra-péritonéale). La rate présente les mêmes signes, les poumons sont habituellement gorgés de sang noir, renferment des infarctus et parfois des noyaux pneumoniques sur l'étiologie desquels nous aurons à revenir. Enfin les alvéoles et les bronches sont remplis de mucosités, quelquefois de sang spumeux, et crépitent sous le doigt. Bien que le phénol ne semble pas agir directement sur le myocarde, le cœur est flasque ; ses cavités droites sont distendues par un sang noir, privé de caillots, même quand la mort remonte à plusieurs jours. Dans les cas de mort rapide, le ventricule seul en renferme, à moins que le poison n'ait pénétré par voie veineuse (P. Bert).

Les modifications du sang sont une des particularités les plus intéressantes de l'intoxication phéniquée. Sa coloration est brun foncé, presque noire, ce qui doit être mis aussi bien sur le compte de l'asphyxie et de l'accumulation de l'acide carbonique par stase prolongée que sur celui de l'action propre du phénol. La fluidité de ce sang est anormale : il donne au toucher la sensation d'un liquide savonneux, onctueux, et il colore les objets qu'il touche à la façon du sang dissous. (De Santi). Nous avons dit qu'il ne renfermait pas de caillots : cette remarquable résistance à la coagulation cesse au contact de l'air ; il redevient rouge et se prend en masse. Nous verrons au chapitre suivant la part importante que donne Ferrand à ces altérations, surtout en ce qui regarde la production de pneumonies secondaires.

Au microscope, Gübler et Labbée (*Comment. thérap.* 1874, p. 446) ont vu les hématies se grouper, non en piles comme à l'état normal, mais se juxtaposer de façon à former des surfaces polyédriques. Ces globules se rétractent, deviennent granuleux et moins réfringents, pendant que leur contour s'accuse davantage et que leur noyau est plus apparent et plus foncé. Weiss y a constaté de plus la présence de granulations graisseuses. L'analyse spectroscopique a révélé à G. Pouchet la présence de méthémoglobine caractérisée : en solution alcaline, par deux fortes bandes entre D et E et une moins nette au delà de F ; en solution acide, par deux autres foncées, la première entre C et D ; la seconde un peu au-delà de E, au milieu d'une large bande d'absorption. — Tous ces caractères sont ceux des poisons hématiques en général, et n'ont rien de caractéristique pour le phénol.

C'est aussi aux altérations du sang et au ralentissement de la circulation qu'il faut rattacher le gonflement et la pigmentation des ganglions bronchiques et mésentériques.

L'action de l'acide phénique sur le rein et les modifications toutes spéciales de l'urine méritent de nous arrêter quelques instants. Le rein, qui est avant tout un organe d'élimination, subit plus que tous les autres l'influence irritante du poison. Il est presque toujours hyperémié ; on y a trouvé des infarctus (Tardieu), la dégénérescence graisseuse de l'épithélium des tubes contournés, de nombreux cylindres granulo-graisseux dans les tubes droits. On a même observé dans un cas la nécrose diffuse d'une portion limitée de parenchyme atteignant surtout les tubes contournés. (Gianturco, in *Union méd.* 1890, XLIX, p. 690).

Les urines sont peu abondantes, troubles, plus denses qu'à l'état normal et d'une coloration foncée qui varie depuis le vert olive jusqu'au brun-noirâtre. A quoi est-elle due ? C'est là une question qui n'a pas encore reçu sa solution définitive, On l'a interprétée de diverses manières, mais disons tout d'abord qu'elle ne résulte certainement pas de l'action du phénol sur les éléments de l'urine, puisqu'elle n'apparaît même pas à chaud dans un mélange in vitro des deux solutions. Gübler, Ramonet et Blusson ont vu là une véritable hémoglobinurie, résultant de la destruction des globules du sang. Pour Sonnenbürg, Falkson et la grande majorité des auteurs, le phénol s'oxyde au sein des tissus et donne de l'hydroquinone ou de la pyrocatéchine, produits qui, en solution alcaline, brunissent au contact de l'oxygène. Maly avait du reste observé que la présence de l'air favorisait beaucoup la coloration. Enfin citons l'opinion de Calvert qui l'attribue à l'acide xylique du phénol brut.

Quelle que soit l'hypothèse admise, cette teinte foncée de l'urine est à peu près constante, surtout après absorption cutanée et quand l'urine a séjourné longtemps dans la vessie; elle ne manque guère que dans les empoisonnements foudroyants, alors que le phénol n'a pas eu le temps de s'éliminer; il lui faut cinq heures en effet pour arriver à son maximum d'intensité. Küster donne à ce signe la plus grande importance dans la symptomatologie de l'empoisonnement phéniqué, et regarde la coloration de l'urine comme le premier phénomène d'intolérance. Mais, d'après Salkowski, l'intensité de la coloration n'est pas en rapport avec la quantité de phénol ingérée, ce qui diminue beaucoup l'importance de la valeur clinique de ce signe : on ne peut l'utiliser avec exactitude pour connaître la dose de phénol qui a été absorbée.

Les urines sont parfois albumineuses, mais c'est loin d'être constant. Bien que Wallace (Brit. med. Journ., 1870, I, 432) les ait trouvées alcalines, elles sont, dans la grande majorité des cas, d'une acidité exagérée. Dans une expérience personnelle (ingestion de 0 gr. 50 de phénol), nous avons trouvé que le maximum d'acidité coïncidait avec le maximum de coloration des urines, c'est-à-dire environ cinq heures après l'ingestion. Elle était plus du double de l'acidité normale (3,92 contre 1,52, évalués en acide sulfurique). Néanmoins l'urine phénique, suivant Falkson, subit plus rapidement que l'urine normale la fermentation ammoniacale, ce qui doit probablement être attribué à sa teneur plus riche en matières organiques.

Pour terminer l'exposé des particularités des urines, nous rappellerons la disparition parfois complète des sulfates qui, contrairement à la coloration, varie à peu près en proportion du phénol éliminé, si bien que Sonnenbürg a proposé de calculer cette dernière quantité d'après le dosage des sulfates fait quotidiennement pendant toute la durée d'une maladie.

Cette disparition toutefois n'est qu'apparente, et Baumann le démontre par un procédé qui sert en même temps au dosage des phénolsulfates. A 50 cc. d'urine on ajoute de l'acide acétique, puis un excès de chlorure de baryum. On jette le tout sur un filtre lavé à l'eau et l'acide chloryhdrique étendu, préalablement taré à sec. On dessèche et on pèse le tout ; par différence, on a le poids du précipité. On chauffe alors avec HCl concentré (*), le liquide filtré joint aux eaux de lavage : les phénolsulfates sont décomposés, et le chlorure de baryum y fait naître un nouveau précipité ; on lave à l'eau et à l'alcool chauds : finalement on pèse comme précédemment, ce qui donne le poids des sulfates combinés. Le rapport $\frac{\text{sulfates libres}}{\text{sulfates combinés}}$ a son importance en clinique, particulièrement dans les affections intestinales : Velden l'a trouvé égal à 9,6 chez l'homme sain.

(*) D'après Engel (12) les acides organiques sont insuffisants à décomposer les sulfoconjugués du phénol : la présence d'acides minéraux est nécessaire.

CHAPITRE III

Toxicologie du phénol.

Nous ne nous sommes jusqu'à présent occupé que des altérations apportées par le phénol dans les tissus et les organes ; nous allons à présent étudier ses modes d'absorption, les symptômes qu'il détermine, et enfin son mode d'action. L'acide phénique est toxique pour tous les êtres animés, mais à des degrés différents, son action plus ou moins énergique sur les micro organismes en est une preuve. Les petits animaux, les insectes, ne résistent pas mieux, et les poissons périssent rapidement dans l'eau phéniquée. Pour les mammifères, les effets varient suivant le régime de l'animal. Les herbivores, d'une façon générale, résistent mieux que les carnivores, sans doute parce qu'ils éliminent plus vite le poison. Nous n'avons pu dans nos expériences tuer des cobayes de 350 à 400 gr., qu'en employant en injection sous-cutanée de 0, 30 à 0 50 gr. de phénol (doses déjà toxiques pour un jeune enfant). Tandis que 2 à 3 gr. tuent en quelques minutes un chien de taille moyenne (P. Bert), le cobaye résiste près de deux heures à une dose de 1 gr. avant de succomber.

A présent, quelle est la dose toxique pour l'homme? De même que pour un poison en général, il faut distinguer le cas de l'homme adulte, de la femme et de l'enfant. Ces derniers (surtout les enfants), présentent en effet la plus grande susceptibilité pour cette substance. M. Salle (31), médecin-major, cite le cas suivant arrivé récemment :

On administre par erreur à un jeune enfant de 7 mois une cuillerée à café de solution concentrée d'acide phénique. Il en rejette aussitôt la plus grande partie, ce qui n'empêche pas la mort de survenir 4 heures après. La dose absorbée, ajoute l'auteur, était certainement inférieure à 0,50 de phénol pur; on n'en trouva pas trace dans les organes à l'autopsie faite 4 h. 1/2 après. A la suite d'accidents semblables, non mortels toutefois, J. Simon (*Gaz. des hôpit.*, 1887, 226), avait déjà complètement banni cette substance de la thérapeutique des enfants. Gübler admet que, chez eux, 0,12 suffisent à amener des accidents toxiques. Il est certain que, pour les enfants en bas-âge, une dose de 0,50 est à peu près constamment mortelle, en dehors de toute intervention, bien entendu.

Pour les femmes Gübler donne 0, 20 comme quantité minima pouvant déterminer des symptômes d'empoisonnement. Mais la dose peut varier dans d'assez larges limites, puisque la femme dont parle

Pinckham (*Med. and. Surg. Report*, 1869) a résisté à une dose de 145 grains, soit environ 9 gr. 50. Hind (*Berl. Klin. Woch.* 1882) cite même un cas de guérison chez une jeune fille de 17 ans qui en avait absorbé 22 grammes. Toutefois, ce sont là des exceptions et l'on peut fixer chez la femme la dose toxique moyenne entre 5 et 10 gr.. Quant à l'homme adulte et en bonne santé, les quantités inférieures à 0, 50 sont sans effet appréciable sur lui. Les accidents ne commencent à se produire qu'avec 1 à 3 gr. : on a vu la mort survenir avec 5 gr. (Obs. 38) ; elle est à peu près la règle au-dessus de 20 gr. Geill, cité par Caroé (23) dit que sur 71 cas qu'il a observés la mort est survenue après 25 à 30 gr., quelquefois avec 15, mais que dans tous les cas cette dernière dose a constamment déterminé des accidents graves ; ces chiffres doivent être abaissés d'un tiers au moins pour les vieillards. En dehors des causes étrangères à la constitution de la victime, telles que : nature du produit employé, intervention thérapeutique après l'ingestion, etc., la dose toxique minima est soumise à une foule de circonstances qui la modifient. C'est d'abord l'état antérieur du sujet : il est bien certain qu'un malade dont le système nerveux est déprimé par une affection grave, telle que la fièvre typhoïde, l'influenza (de Santi) ou encore la septicémie, les opérations chirurgicales étendues, résistera bien moins qu'un individu sain. Siredey (Obs. 80) cite le cas d'un typhique qui succomba en quelques heures à un lavement avec 1 gr. seulement d'acide phénique. Par contre, les alcooliques, dont le système nerveux est moins impressionnable, résistent en général beaucoup mieux, mais ce n'est pas constant (obs. 9, 10 et 52). Une affection rénale, nuisant à l'élimination du poison, favorise singulièrement son action ; c'est probablement de cette façon qu'il faut expliquer les prétendues idiosyncrasies, observées souvent chez des brightiques. Mentionnons encore comme causes adjuvantes de l'empoisonnement l'état de vacuité stomacale, la chloroformisation, les refroidissements, les hémorragies, les saignées qui rendent, suivant Küster, au moins cinq fois plus impressionnable au poison. Signalons, pour finir, l'opinion, à coup sûr inattendue, d'Archer (*Dublin Jour. of med. sc.*, p. 93., 1882), pour qui le phénol est moins toxique en solution concentrée, parce qu'alors il tanne l'estomac et le rend imperméable ; comme si l'absorption se faisait uniquement dans l'estomac !

Le diffusion du phénol est rapide dans l'organisme. Pour Reichert elle se fait en six minutes et est, en quelque sorte, comparable à celle de l'acide prussique. Les portes d'entrée sont multiples. Nous avons déjà cité la peau, mais s'il est rare d'observer des accidents sérieux par absorption cutanée, les téguments étant sains bien entendu, cela tient uniquement à ce que la petite quantité qui pénètre dans l'organisme en est rapidement éliminée. Aussi peut-on prendre impunément un bain total dans l'eau phéniquée (Inglessi) (11). La muqueuse du tube digestif l'absorbe beaucoup mieux ; il suffit, pour s'en rendre compte, de constater la rapidité des accidents qui suivent son ingestion. On a observé qu'administré par voie rectale il amenait plus facilement des syncopes, et on a expliqué ce fait tout particulier par une action de voisinage sur le plexus solaire qui est, comme on sait, en rapport avec le système nerveux du cœur. Il faut encore remarquer qu'ingéré par la bouche le poison est plus lentement assimilé, à cause de son séjour prolongé dans l'estomac dont le pouvoir d'absorption est faible. Les séreuses, grâce à leur vaste étendue et leurs nombreux lymphatiques, doivent être mises au premier rang pour la facilité avec laquelle elles donnent passage au phénol. Des expériences malheureuses ont appris depuis longtemps aux chirurgiens le danger de laver la plèvre et le péritoine avec des solutions un peu fortes (surtout chez des sujets épuisés par la pyoémie ou la tuberculose). Il faut également éviter (Inglessi, Verneuil), d'injecter de fortes proportions de phénol pour laver des plaies cavitaires, telles qu'abcès du foie, kystes, etc. En premier lieu, on n'est pas sûr que la solution ressortira, et puis il s'agit d'une surface d'absorption très vaste en raison de ses nombreuses anfractuosités, et non toujours protégée par un épithélium. On a cité des cas de mort dus à cette pratique (Obs. 54, 56, 72 et 109).

Le phénol est-il absorbé par voie pulmonaire? Calvert disait n'avoir jamais observé d'accident chez ses nombreux ouvriers qui en respiraient constamment; Lemaire avait de plus constaté l'innocuité des vapeurs phéniques sur de petits animaux; enfin bon nombre de chirurgiens qui ont longtemps vécu au milieu du spray sans en avoir jamais été incommodés. Mais d'autre part des observations probantes (entre autres celle du professeur Duret rapportée par Weiss (14), et celle d'Unthank (*Brit. med. Journ.*, 23 nov. 1872), indiquent la réalité de cette absorption. D'ailleurs, dans ses expériences sur les grenouilles, Ferrand (9) a démontré la toxicité en espace clos des vapeurs d'acide phénique ; les symptômes ont été identiques à ceux qui suivent l'ingestion de la même substance.

Comme voie d'entrée accessoire, signalons encore l'utérus, surtout à la suite d'un accouchement récent. C'est dans ces conditions qu'Olshausen (*Berl. klin. Woch.*, XV, 261), a observé des symptômes graves d'intoxication après une irrigation à 2,50 0/0. La malade eut un profond collapsus qui dura trois heures, et se rétablit difficilement. A ce sujet, on peut se poser le problème intéressant de savoir si, en cas de grossesse, le phénol est capable de passer par voie placentaire de l'organisme de la mère dans celui de l'enfant. L'observation suivante, due à Schleicher, (Obs. 103 et 104), semble résoudre cette question par l'affirmative :

Il s'agissait d'une femme de 41 ans, à son septième enfant ; par mégarde, elle but 40 cc. de solution phéniquée à 90 0/0 (soit 36 gr. environ d'acide pur) ; presque aussitôt elle tomba dans le coma. L'enfant vint au monde vivant, mais avec des phénomènes de dyspnée, de cyanose et des urines d'un vert foncé ; il succomba en 24 heures après ces phénomènes non équivoques d'intoxication phéniquée qui se confirma à l'autopsie par l'aspect tout particulier du sang. La mère mourut 4 jours après d'une pneumonie secondaire accompagnée d'ictère.

Pour finir, citons la gradation par gravité décroissante de l'intoxication suivant le mode d'absorption (Hüsemann) : veineuse, sous-cutanée et séreuses, rectale, stomacale, cutanée, pulmonaire.

Le poison a pénétré dans l'organisme : quelle va être la marche des phénomènes toxiques? Chaque auteur a donné une classification différente des formes observées.

C'est ainsi que Bert et Jolyet distinguent :

La forme foudroyante (sans convulsions).

La forme rapide (avec convulsions).

La forme compliquée (accidents secondaires).

Ferrand fait observer avec raison que les deux premières formes se confondent chez l'homme, puisque chez lui, contrairement aux animaux, les convulsions sont exceptionnelles. Il admet les formes suraiguë, subaiguë ou commune, chronique. Pour Weiss il existe également trois formes : grave, légère et d'intolérance.

Enfin Inglessi, sur un terrain purement chirurgical, se borne à distinguer les accidents locaux et généraux de l'empoisonnement.

Nous ne voyons pas, au point de vue clinique, la nécessité de faire une différence entre les formes suraigüe et subaigüe de Ferrand. Que dans une intoxication grave le malade succombe en quelques minutes ou en quelques heures, c'est seulement une affaire de temps et non de symptomatologie. C'est toujours le coma au début, le même ensemble de troubles nerveux, digestifs, circulatoires et respiratoires, aboutissant plus ou moins vite à une issue fatale. Est-il possible de fixer une durée exacte de la survie qui puisse nettement délimiter les deux formes suraigüe et subaigüe ? Non certainement, aussi croyons-nous préférable de les réunir en une seule.

Nous n'admettons pas non plus la forme chronique, car il est absolument démontré que le phénol ne s'accumule jamais dans l'organisme ; par suite, il ne peut, à la façon du plomb, du mercure ou de l'arsenic, créer par sa présence prolongée au sein des tissus un ensemble de symptômes absolument spéciaux formant ce qu'on appelle une intoxication chronique. En un mot, celle-ci n'existe pas pour le phénol, non plus que l'empoisonnement professionnel dont on ne cite pas d'exemple. Salkowski rapporte le cas d'une personne qui à dose graduée put en prendre 65 gr. en 3 mois (soit environ 0 gr. 70 par jour), sans jamais éprouver d'accident. Ce qui a pu donner le change, c'est que la forme, dite chronique. a été le plus souvent observée à la suite d'une série de pansements phéniqués; il ne s'agissait pas là d'un empoisonnement dont les symptômes persistent longtemps au delà de leur cause primitive mais bien d'une série d'intoxications légères se répétant à chaque pansement; et de fait, la suppression du phénol a toujours été suivie dans ces conditions d'une guérison rapide. La difficulté qu'a eue P. Bert pour obtenir une tolérance chez les animaux (et elle est toujours faible), est encore un argument de plus du peu de tendance du phénol à s'accumuler.

On ne saurait non plus rattacher à un type chronique les altérations consécutives à un empoisonnement aigu, altérations que nous avons déjà étudiées (dégénérescence graisseuse du foie et des reins, modifications du sang, de l'urine, etc). Le poison leur a bien, il est vrai, donné naissance au début, mais il n'a rien à voir dans leur persistance ultérieure, alors que lui-même s'est complètement éliminé.

La forme secondaire de P. Bert nous semble au contraire absolument admissible, car elle répond à un type clinique bien distinct. Le malade a échappé au choc du début, mais son organisme a subi une atteinte trop profonde pour résister aux effets du poison, et il succombe en quelques jours aux troubles amenés par l'élimination de ce dernier (particulièrement par les poumons).

Pour conclure, nous admettons trois formes :

1° *Forme grave primitive ou immédiate ;* 2° *Forme grave secondaire ou consécutive ;* 3° *Forme bénigne* (différents degrés).

Machin (Obs. 4 et 5) les a rencontrées simultanément dans un triple cas d'empoisonnement :

Il s'agissait de trois femmes qui, atteintes de la gale, furent frottées chacune avec 2 onces (environ 60 gr.), d'acide phénique ordinaire. Toutes trois présentèrent des accidents variables : la première mourut en 3 heures, la seconde résista momentanément, pour sucomber le surlendemain à des complications pulmonaires, enfin la troisième guérit.

Décrivons ces trois formes avec leur fréquence habituelle.

1° *Forme grave primitive ou immédiate.* — Elle résulte, toutes les fois qu'il s'agit d'un adulte sain, de l'absorption d'une forte dose de phénol (au moins 10 gr.), surtout à l'état concentré. Pour les femmes, les enfants et les individus débilités, des doses bien moindres, nous l'avons dit, peuvent produire des effets semblables. Le début est brusque : dans les cas les plus graves (attaque phénique de Lemaire, forme foudroyante de Bert, suraiguë de Ferrand, Carbolshock de Küster), les accidents suivent de près l'ingestion du poison. La victime pâlit et tombe sans connaissance (parfois quelques convulsions au préalable chez les enfants). Les bruits du cœur sont imperceptibles ; la température centrale s'abaisse subitement ; la respiration, qui s'accompagne de râles, s'arrête bientôt, et la mort survient en quelques minutes par asphyxie progressive, quelquefois par syncope cardiaque. Cette forme rapide est encore assez fréquente. 28 cas sur 107, où nous avons vu mentionner la survie avec quelques détails, se sont terminés par la mort en moins d'une heure. Dans 6 observations la victime a survécu moins d'un quart d'heure, le plus souvent elle a succombé entre 15 et 45 minutes.

Ce n'est toutefois pas là la forme la plus commune : ordinairement (61 cas sur 107, 57 %), la vie se prolonge plusieurs heures, de 2 à 5 en moyenne. Voici alors ce qu'on observe :

La scène commence par des symptômes cérébraux ; quelques minutes après avoir pris le poison le patient se plaint d'une violente céphalalgie, a des bourdonnements d'oreille, des vertiges ; il ressent parfois une vive douleur rétro-sternale, s'irradiant le long de la colonne vertébrale, puis il étouffe (le malade de Delahousse cherchait instinctivement à ouvrir la fenêtre pour respirer), pâlit et tombe sans connaissance.

A ce moment la peau est visqueuse, couverte de sueurs froides (peau de serpent), pâle, parfois cyanosée ; les extrémités sont glacées. L'hypothermie, attribuable, suivant Ferrand, à une action réflexe sur les centres nerveux, est généralement considérable, et c'est une des caractéristiques de cet empoisonnement. La température après une légère élévation initiale (Desplats), tombe d'habitude à 35° C. Langenbüch a observé 34°,1, une heure après l'ingestion ; Weiss a même trouvé 31°.

Le collapsus est complet, à peine interrompu parfois par quelques cris inarticulés ; la résolution musculaire est absolue ; rarement, sauf chez les jeunes enfants, on a noté au début le délire et les convulsions (*), si fréquentes chez les animaux, la contracture des muscles de la nuque et des massé-

(*) Signalées dans un cas chez un adulte (*Berl. klin. Woch.*, XXIV, 1887, p. 250) à la suite d'inhalation de vapeurs d'acide phénique et dans l'observation d'Unthank (*Loc. cit.* p. 44.)

ters ; le spasme œsophagien, résultant de l'irritation locale du poison, est inconstant (*).

L'insensibilité est complète de bonne heure, ainsi que la perte des réflexes; il semble que tout le système nerveux soit plongé dans une torpeur profonde. Les organes des sens, particulièrement l'œil et ses annexes, présentent des particularités intéressantes mais bien moins constantes. Citons d'abord la déviation du globe oculaire, le blépharospasme, quelquefois observés; plus fréquemment la disparition du réflexe palpébral, l'insensibilité cornéenne. L'état de la pupille est variable; pour Reichert, elle serait rétrécie dans 15 0/0 des cas, proportion qui nous semble un peu faible. Assez souvent elle reste normale et la mydriase est beaucoup plus rare. Dans ses expériences sur les animaux Ferrand a constaté qu'après une légère dilatation pupillaire au début, l'iris devenait paresseux et insensible à la lumière. Meden (*Berl. klin Woch.*, XLVIII, 705, 1881), a observé un cas d'amaurose durant 24 heures à la suite d'une intoxication phéniquée suivie de guérison.

Les appareils circulatoire, respiratoire et digestif, sont fortement atteints.

(*) Le phénol ne semble pas agir directement sur le muscle, comme le démontre l'expérience suivante de P. Bert qui rappelle celle classique de Cl. Bernard : Après ligature du membre inférieur d'une grenouille, respectant le sciatique, il vit, au moment de l'intoxication, des convulsions s'y produire comme dans l'autre membre, ce qui prouvait qu'elles avaient une même origine : le système nerveux central. Ferrand a de même vu par ligature de l'aorte qu'après la mort le pouvoir réflexe disparaissait tout d'abord dans les membres intoxiqués.

Les battements du cœur sourds au début se précipitent à la fin, tout en diminuant d'intensité. Le pouls est généralement petit, rapide (120-140 pulsations), parfois imperceptible, surtout aux approches de la mort ; il se ralentit alors et présente souvent des irrégularités. La pression artérielle diminue considérablement au point de ne plus donner que 5 ou 6 centimètres, et même moins, au sphygmomanomètre ; aussi la congestion veineuse est-elle intense, à la fois à la surface du corps (saillie des vaisseaux du cou, et des membres inférieurs), et dans les organes profonds. Les poumons en subissent les premiers les conséquences. La respiration est anxieuse, pénible, autant à cause de la sidération du centre respiratoire bulbaire que de la gêne mécanique apportée par la présence des mucosités bronchiques ; celles-ci à la fin remplissent la cavité bucco-pharyngienne et le malade n'a plus la force suffisante pour les expulser. Les mouvements inspiratoires sont parfois coupés par des spasmes du diaphragme, et il n'est pas rare, un peu avant la mort, d'observer le stertor et le type de Cheyne-Stokes. La percussion dénote une submatité diffuse, et l'auscultation, de nombreux râles humides, fins et gros, ayant leur siège dans toutes les ramifications bronchiques.

L'haleine a, dans la plupart des cas, une forte odeur d'acide phénique dont la bouche porte fréquemment les traces ; la langue est parfois saburrale (action locale ou élimination du poison) ; rarement on voit l'hypersécrétion salivaire, signalée chez les animaux. La déglutition pharyngienne est impossible si une solution concentrée a été ingérée ; le spasme œsophagien, que nous avons déjà signalé, peut être assez énergique pour s'opposer au passage d'une sonde.

Rien de plus incertain que la fréquence des vomissements : tantôt ils se produisent d'une façon précoce à la moindre tentative de déglutition, tantôt, et c'est le cas le plus fréquent, ils sont pénibles, s'accompagnent de hoquet et n'aboutissent qu'à l'expectoration d'une faible quantité de matières à odeur phénique. Ils ont assez souvent, au point de vue de leurs caractères, l'aspect de ceux de la péritonite (Verneuil) et Reichert les a trouvés dans 20 °/₀ des cas. Une complication grave, rapidement mortelle, qu'on a parfois observée, est l'œdème aigu de la glotte résultant de leur pénétration dans le larynx.

Le spasme du canal cholédoque, sous l'influence de l'action irritante de l'acide phénique, a sans doute déterminé l'ictère signalé dans les observations de Weiss (14) et de Schleicher (Obs. 104) ; cette complication est du reste rare.

La diarrhée fétide, plus fréquente, reconnaîtrait pour causes (d'après Ferrand), soit l'élimination intestinale du poison, soit une action purement réflexe. les autopsies ayant démontré que l'action locale ne s'étend pas au delà du duodénum.

L'anurie est fréquente dans les cas graves, probablement par suite de la congestion intense des reins ; l'urine présente les caractères que nous avons signalés au chapitre précédent.

Le pronostic est sérieux dans cette forme : l'issue fatale survient au moins dans la moitié des cas. Dans notre statistique, nous avons relevé 103 cas de ce type clinique terminés par la mort ; 28 fois elle est survenue en moins d'une heure, 68 fois dans les premières 24 heures ; enfin, dans 14, a survie a dépassé un jour, elle a été de 2 jours, au plus, si l'on excepte les individus antérieurement malades qui ont été tués par de faibles doses. Toujours, dans tous les cas, le pronostic devra être réservé, à cause des complications ultérieures qui peuvent survenir.

Une hypothermie constamment progressive, sauf de faibles rémissions, un coma précoce, profond, à peine interrompu par de courtes lueurs d'intelligence, l'anurie complète, le manque de vomissements abondants, la petitesse persistante du pouls, les râles trachéaux, sont autant de symptômes fâcheux. Au contraire, la guérison est annoncée par l'élévation de la température, l'augmentation de la tension artérielle, le retour persistant de la sensibilité et de l'intelligence, les vomissements, l'émission d'urines abondantes et noirâtres, et aussi par la réapparition de leurs sulfates normaux. Elle est d'ordinaire rapide et complète en peu de jours. La mélanurie est le signe qui persiste le plus longtemps.

Le diagnostic est, en général, facile à faire par l'odeur caractéristique de l'haleine, les symptômes observés et la présence d'urines d'une coloration spéciale qu'on peut toujours se procurer par cathétérisme en cas d'anurie complète. On différencie aisément le coma phénique des comas chloroformique et alcoolique par l'odeur de l'haleine et des vomissements, l'absence de corrosion labiale (le chloroforme est rarement ingéré). Avec ces derniers poisons, l'hypothermie est plus faible, le début des accidents nerveux beaucoup moins rapide; ces derniers sont moins intenses et l'excitation initiale est plus longue. Enfin, s'il y a lieu, on s'aidera du récit de l'entourage de la victime. Le coma urémique donne des convulsions qui manquent la plupart du temps à l'empoisonnement par le phénol ; enfin, pour éliminer le diabète, il suffira de l'examen des urines.

Comme complications tardives, conséquences directes d'un empoisonnement aigu, nous rappellerons le retrécissement œsophagien, la gastroéntérite et la néphrite chroniques, enfin la stéatose du foie et des reins.

2° *Forme grave secondaire ou consécutive.* — C'est de beaucoup la moins fréquente : nous ne l'avons trouvée que 4 fois sur 107, aussi ne nous arrêtera-t-elle pas longtemps. Déjà mentionnée par P. Bert, elle a été attribuée par lui à une action propre du phénol sur les organes d'élimination, en particulier le poumon, et accessoirement, l'œil (ophtalmie purulente de Bert, gangrène de la cornée de Küster). Nous observerons sa fréquence relative chez les individus débilités, en particulier les alcooliques.

Les symptômes consistent en ceci : à la suite de l'ingestion d'une quantité moyenne d'acide phénique, le sujet ressent les signes généraux de l'intoxication grave, moins accentués toutefois.

Puis son état semble s'améliorer, il reprend connaissance et sa température tend à remonter à la normale, mais les symptômes pulmonaires n'ont pas cessé: ils redoublent d'intensité, la dyspnée augmente et le malade finit par succomber, en 4 ou 6 jours au plus, à une affection que les autopsies ont démontrée être une pneumonie lobulaire.

Quelle est son étiologie ? Nous avons déjà vu que P. Bert voyait là un accident de l'élimination pulmonaire. Ferrand l'explique tout autrement.

C'est l'altération particulière du sang qui est, pour lui, le facteur essentiel de ces accidents secondaires. A cause de la remarquable facilité avec laquelle il se coagule au contact de l'air, condition remplie au plus haut degré dans le poumon, il se produit des thromboses multiples dans les parois alvéolaires, d'où production de foyers pneumoniques d'origine hypostatique, ordinairement limités à un nombre plus ou moins grand de lobules.

Quelle que soit la théorie admise, cette forme d'intoxication consécutive est grave, car elle atteint des individus déjà affaiblis par l'action initiale du poison. Le diagnostic en est fait, dans tous les cas, par les antécédents; la température est moindre que dans la broncho-pneumonie et surtout dans la pneumonie lobaire commune.

3° *Forme bénigne.* — C'est certainement de beaucoup celle qu'on rencontre le plus des trois, et sa fréquence est telle que bien peu de chirurgiens des hôpitaux n'en ont pas observé de cas à la suite d'applications externes d'acide phénique, de respiration du spray, etc. Bien qu'il existe un grand nombre de degrés dans la gravité de cette forme, nous croyons pouvoir énumérer leurs caractères communs. D'abord, la perte de connaissance n'est jamais complète; dans les cas les plus légers, les symptômes nerveux se bornent à un peu de céphalalgie, de torpeur intellectuelle, d'inaptitude au travail et d'insomnie (Cas personnel de Duret, rapporté par Weiss (14); en outre nausées et anorexie. Aux formes plus sérieuses appartiennent les phénomènes d'ivresse, les bourdonnements d'oreille, la titubation, l'hypérémie de la face, les sueurs profuses, les fourmillements des doigts : enfin, les vomissements et l'émission d'urines foncées pendant quatre ou cinq jours. Suivant Küster, elles sont le premier signe de l'intolérance pour le phénol, mais Ferrand, se basant sur les recherches de Salkowski (Voir Ch. II), ne leur attribue pas grande valeur. A la longue, il peut se produire un peu de cystite catarrhale : la guérison est la règle. Mais ce qu'on ne trouve guère que dans cette forme, c'est une remarquable élévation de température (quelquefois 38°5 et 39); les chirurgiens l'ont constatée maintes fois (fièvre aseptique de Volkmann); on l'a vu aussi s'accompagner d'un érythème étendu, dit fébrile. Le tout semble bien devoir être imputé au phénol (en dehors, bien entendu, des cas où l'infection a été possible) et peut s'expliquer, soit par des troubles vasomoteurs périphériques résultant de son élimination par la peau, soit par une légère excitation des centres thermiques cérébro-spinaux. Quoiqu'il en soit Hüsemann, cherchant à reproduire expérimentalement les divers modes d'intoxication, a constaté que le phénol absorbé par la peau élevait la température, au lieu que dans tous ses autres modes d'introduction, il l'abaissait.

Quel est, d'une façon générale, le mode d'action du phénol et le mécanisme par lequel il détermine la mort ?

Ceux qui ont fait les premières autopsies, frappés de la gravité apparente et de l'étendue des lésions qu'ils avaient trouvées, regardèrent l'action caustique du phénol comme prépondérante, et firent de lui un véritable poison corrosif (Tardieu, Dardignac). Lesser (24), allant même plus loin, dit qu'il offre « l'image la plus nette et la plus typique de la corro- « sion, sans mélange d'altérations secondaires sur- « venues avant ou après la mort ».

Mais, outre que ces lésions ne sont pas constantes, nous avons vu (Ch. II.) qu'elles n'étaient jamais bien profondes et, à coup sûr, insuffisantes pour amener la mort par elles-mêmes, rapidement du moins. Pouvons-nous les comparer à celles des caustiques minéraux puissants, tels que l'acide sulfurique ? Ceux-ci, suivant l'expression de M. le professeur Lacassagne, agissent à la façon d'une barre de fer rouge, déterminent des perforations, et causent dans l'organisme de tels désordres qu'ils sont incompatibles avec une longue survie. De plus, l'acide sulfurique suffisament étendu d'eau ou saturé par les bases alcalines cesse d'être un poison, au lieu qu'il n'en est pas de même pour le phénol dilué, ou les phénates. On objectera bien le peu de toxicité des phénolsulfates, mais il s'agit là d'un produit tout spécial dans lequel les composants ne peuvent même plus être décelés par leurs réactifs ordinaires. Enfin, comme le fait justement remarquer Ferrand, les accidents nerveux immédiats provoqués par le phénol manquent totalement lorsqu'il s'agit d'un poison simplement caustique. Il ne faut donc faire une part à l'action locale que dans les cas assez rares où la mort résulte de l'œdème glottique, consécutif à un contact direct. Fribourg et Wissemans (20) ont eu tort de vouloir expliquer par ce moyen tous les cas foudroyants.

Déjà d'autre part Paul Bert et Jolyet avaient constaté chez les animaux, l'action de l'acide phénique sur le système nerveux, et avaient comparé les convulsions qu'il détermine à celles de la strychnine. Mais Rabuteau, puis, Ferrand, remarquent ensuite que les secousses ont plutôt le caractère clonique que tonique et que, de plus, elles sont rares chez l'homme. Aussi abandonnant complètement, sauf l'action réflexe du début, la théorie nerveuse, et subordonnant tous les symptômes à une même cause, l'altération du sang, Ferrand explique de la façon suivante les effets du phénol : « L'irritation des premières voies « digestives provoque, par voie reflexe, l'algidité et la « dépression des éléments nerveux, laquelle s'ac- « centue par l'afflux d'un sang altéré, pauvre en « oxygène et impropre à leur nutrition ».

Nous pensons que c'est aller un peu loin que de rejeter d'emblée la théorie nerveuse, surtout étant donnée la prédominance des symptômes observés de ce côté. Puisque Ferrand admet l'irritation réflexe du début, pouvant manquer, soit dit en passant, même dans les cas graves, ne peut-on pas supposer que s'exerçant sur une large surface innervée par des nerfs aussi importants que le pneumo gastrique et le sympathique, elle puisse être suffisante pour entraîner une mort rapide ? Que devient alors la théorie sanguine? Et puis, pourquoi le phénol aurait-il la curieuse propriété d'agir sur les extrémités nerveuses tout en respectant les cellules? Que, dans les cas où la mort n'a pas été immédiate, le sang ait servi de véhicule au poison, c'est certain; mais a-t-il pu lui-même, dans le court intervalle de temps, parfois quelques secondes, qui sépare l'absorption des premiers accidents graves et subits du début, être intoxiqué au point de devenir impropre à l'entretien de la vie des éléments cellulaires? C'est bien peu probable ; d'ailleurs, si l'acide phénique était purement un poison hématique comme l'oxyde de carbone, on n'observerait pas, comme c'est le cas, une guérison aussi rapide à la suite des phénomènes les plus graves. Cette dernière remarque nous prouve également combien peu est altérée la structure intime de l'élément nerveux, puisque, en cas de guérison, jamais l'intoxication phéniquée n'a laissé après elle des troubles de motilité, de sensibilité ou de nutrition. Il est fort probable que le phénol se borne à modifier momentanément, bien que d'une façon énergique, la vitalité propre de la cellule, et que cette modification consiste en une excitation courte bientôt suivie de la perte absolue de l'irritabilité réflexe. Il y a là quelque analogie avec les hypno-anesthésiques, dont l'action est de même d'abord cérébrale, puis médullaire, enfin bulbaire.

La théorie de Ferrand nous semble beaucoup plus justifiée pour expliquer les accidents circulatoires et respiratoires, bien que, là encore, on ne puisse rigoureusement nier la part qui revient à la paralysie vaso-motrice, à celle des muscles lisses de Reissessen, enfin à l'hypersécrétion glandulaire, toutes causes sous la dépendance du système nerveux.

Pour conclure, nous admettrons :

1° Une action propre du phénol sur les fibres et les cellules nerveuses, consistant en une irritation passagère suivie de paralysie, sans modification profonde toutefois de l'élément atteint. La mort résulte habituellement de la paralysie bulbaire, quelquefois au début d'une syncope d'origine réflexe.

2° Une altération du sang, qui exige plusieurs minutes au moins pour être complète, et contribue pour sa part aux accidents observés, surtout en ce qui concerne les troubles secondaires.

3° On peut aussi lui attribuer les accidents consécutifs à l'intoxication aiguë primitive, dégénérescence graisseuse des organes, etc.

4° Enfin comme causes secondaires (à cause de leur rareté), l'œdème de la glotte, l'accumulation excessive de mucosités ou de substances alimentaires dans les grosses bronches, les brûlures étendues de l'estomac (d'où cachexie progressive) peuvent entraîner la mort.

Une dernière question nous reste : comment traiter l'empoisonnement ?

La première indication, en présence d'un cas grave, sera de chercher à éliminer le poison qui n'a pas encore été absorbé.

Pour cela, toutes les fois que l'absence du spasme le permettra, on fera le lavage de l'estomac avec le tube de Debove et la pompe stomachale. Si l'on n'a pas ces instruments à sa disposition, ou si leur emploi est rendu impossible, on se servira des moyens les plus à portée de tout le monde : chatouillement du pharynx avec une plume, titillation de la luette, ingestion d'une certaine quantité d'eau tiède, pression abdominale, etc.

Si ces procédés restent insuffisants, on tâchera de réveiller, par des vomitifs convenables, l'activité du bulbe. Le meilleur est l'apomorphine en injection sous-cutanée ; à son défaut, l'ipéca, dont l'effet est moins certain. L'émétique devra être évité, car son action dépressive s'ajoute à celle du poison. Si l'acide phénique a été administré par voie rectale, on emploiera les douches ascendantes auxquelles Delahousse (19) a dû un beau succès.

Enfin, s'il s'agit d'un pansement ou d'une injection, on supprimera de suite le phénol et on lavera la place ou la cavité, suivant le cas, à grande eau additionnée d'un peu d'alcool.

La saignée, proposée par Ferrand, a son indication comme déplétive du système veineux ; elle contribue aussi à éliminer une certaine quantité de poison.

Cette première partie de la thérapeutique remplie, on songera aux antidotes, mais hâtons-nous de dire qu'aucun n'a produit d'effet constant. L'albumine est inefficace, car le phénol la coagule sans s'y combiner ; le mélange d'huile d'olive et d'amandes douces additionné d'un peu d'huile de ricin (Calvert), a pour avantage de retarder l'absorption du poison, mais ne l'empêche pas.

Le mélange proposé par Hüsemann (saccharate de chaux, obtenu en faisant dissoudre 16 de sucre dans 40 d'eau et ajoutant 5 de chaux éteinte) a eu quelques succès, mais a échoué aussi dans certains cas. Il en est de même pour les sulfates alcalins proposés par Sonnenbürg, sur la constatation de Baumann que les produits sulfoconjugués étaient peu toxiques. Néanmoins, comme tous ces corps sont inoffensifs, on les donnera à tout hasard et, sans trop compter sur leur effet, on commencera immédiatement le traitement symptomatique, le plus important de tous.

Contre l'hypothermie et l'insensibilité cutanée, on emploiera les larges affusions d'eau chaude, les différents modes de révulsion (frictions énergiques, sinapismes, pointes de feu à la région précordiale, etc.), sans oublier la faradisation du phrénique; si le diaphragme menace de s'arrêter, on chatouillera les narines avec une barbe de plume afin de réveiller la sensibilité. A l'intérieur. on usera largement des excitants, tel que le thé, le café, l'alcool, en lavement si la déglutition est impossible. Les injections hypodermiques d'éther (Ozenne), de caféine même, trouveront leur indication dans la faiblesse des pulsations cardiaques et la stase veineuse. Dans les cas les plus graves, on sera autorisé à faire des piqûres d'éther camphré, d'ammoniaque diluée (Shaw). Enfin, si la respiration s'arrête et que le cœur continue à battre, on abaissera la tête du malade et on pratiquera la respiration artificielle; au besoin on fera les tractions rythmées de la langue préconisées par Laborde.

Les inhalations d'oxygène, conseillées par de la Bate, favoriseraient, d'après Ferrand, la production de pneumonies secondaires.

Enfin, quand les symptômes graves auront disparu, on soignera les brûlures en administrant largement le lait coupé d'eau alcaline (excellent diurétique pour l'élimination du poison), et en donnant des potions mucilagineuses tenant en suspension du sous-nitrate de bismuth ; enfin on se tiendra prêt, le cas échéant, à combattre les complications secondaires.

CHAPITRE IV

Le phénol en médecine légale.

Avant d'entrer dans les détails de l'expertise à laquelle peut donner lieu une intoxication phéniquée, proposons-nous de déterminer ses conditions étiologiques, sa fréquence.

Tout d'abord nous écarterons l'emploi criminel du phénol, car, a priori, il est inadmissible qu'un empoisonneur, cherchant avant tout à tromper sa victime, songe à employer une substance dont l'odeur est aussi forte et la saveur aussi désagréable. Observons en outre que l'action toxique du phénol est mal connue du vulgaire et rappelons que de très faibles doses, qui seules pourraient passer inaperçues, sont absolument inoffensives, même au bout d'un temps fort long.

Aussi, dans la science, on ne trouve qu'un cas isolé, signalé par Schérer, d'un enfant à qui on dut faire prendre de force le poison.

Restent donc les empoisonnements accidentels dus à diverses causes, et les suicides. Afin de connaître la part qui leur revient en propre, ainsi que les conditions particulières des intoxications phéniquées en général, nous avons réuni les observations suivantes, ne concernant que des cas suivis de mort.

N° d'ordre	Date	OBSERVATIONS	Nationalité	Age et sexe	Survie	Maladies antérieures et observat. particulières	Doses.	Nature de l'intoxication	Mode d'absorption
1	1858	Calvert (*Lancet*, II, 68)..	Angl.	adulte ♂	?	»	?	E.N.	I. S.
2		Harrison (*Lancet*, II, 133)	id.	43 ♀	qq. h.	»	?	S.	I. S.
3		Pinckham (*Phil. méd. and Surg. Rep.* XIX, 489....	Amér.	18 m. ♂	courte	»	2 cuiller.	E.N.	I. S.
4		Machin (*Med. Times and.*	Angl.	60 ♀	3 h.	»	60 gr.	E.D.	frict. cutan.
5		*Gaz*)...............	id.	23 ♀	40 h.	m. de pneum. ser.	60 gr.	E.D.	id.
6		Sutton (*Med. Times a. Gaz.* I, 456)............	id.	48 ♂	1 h. 1/2	aliéné	30 gr.	E.N.	I. S.
7		(*Phil. med. a. Surg. Rep.*)	Amér.	30 ♂	courte	»	?	E.N.	I. S.
8	1869	Anderson (*Lancet*, I, 179)	Angl.	64 ♂	12 h.	fract. du fémur	2 gr.	E.N.	I. S.
9		Swain (*Lancet*, I, 395)...	id.	30 ♀	1 h.	alcoolique	1 verre	E.N.	I. S.
10		Barlow (*Lancet*, II, 404).	id.	60 ♂	6 à 10 m.	alcoolique	30 gr.	E.N.	I. S.
11	1870	Houstoun (*Phil. Med. and Surg. Report.*)........	Amér.	32 ♂	50 min.	»	15 gr.	E.N.	I. S.
12		Kohler (*Wurt. Med. Correspblatt*, 6 et 7)......	All.	30 ♂	qq. m.	»	?	E.D.	frict. cutan.
13		In Delahousse (*Arch. Méd. mil.* 1885)..........	Fr.	21 ♂	1 j. 1/2	amp. de la jambe	10 à 20 gr.	E.N.	I. S.
14		*Brit. med. Journ.* II, 310.	Angl.	adulte ♂	qq. h.	»	1 verre	E.N.	I. S.
15	1871	Gallard (*Com. Soc. Méd. lég*.................	Fr.	29 ♂	45 min.	»	1/2 verre.	E.N.	I. S.
16		Jeffreys et Hainvorth (*Med. Times a. Gaz.* I, 423)...	Angl.	65 ♂	50 min.	»	15 à 30 gr.	S.	I. S.
17		Rendu (*Bull. Soc. anat.* XVI, 159.............	Fr.	32 ♂	9 h.	»	forte	E.N.	I. S.
18		Ogston (*Brit. Med. J.* I, 116)	Angl.	47 ♂	13 h. 1/2	»	30-60 gr.	E.N.	I. S.
19		Zimm (*Journ. de Wirchow et Hirsch*)...........	All.	22 ♂	36 h.	»	30-40 gr.	E.N.	I. S.
20		*Brit. Med. Journ.* I, 454.	Angl.	15 à 20 ♀	courte	»	forte	E.N.	I. S.
21		Gerrard (*Lancet*, I, 672).	id.	adulte ♂	45 min.	»	forte	E.N.	I. S.
22	1872	*Pharm. Journ. a. trans.*	Angl.	68 ♂	courte	ph. empl. comme dentifr.	?	E.D.	I. S.
23		Hoppe-Seyler (Pflüg. Arch. 470)................	All.	35 ♂	id.	»	?	E.D.	pansement
24		Harley (*Med. Press a. circular*, XIII, 137).......	Angl.	65 ♂	5 h. 30	»	30 gr.	E.N.	I. S.
25	1873	Carley (*Lancet*, I, 14)....	Angl.	enfant ♂	2 h.	»	faible	E.N.	I. S.
26		Hearder (*Brit. m. J.* I, 584)	id.	35 ♂	30 min.	»	30-50 gr.	S.	I. S.
27		Way (*Lancet*, I, 14).....	id.	15-25 ♀	qq. m.	»	240 gr. de sol. phéniq.	E.N.	I. S.
28		Brabant (*Lancet*, I, 302).	id.	44 ♀	50 min.	»	?	E.N.	I. S.
29		*Lancet*, I, 249..........	id.	adulte ♂	45 min.	»	15 gr.	E.N.	I. S.
30		Russel (*Lancet*, I, 876)..	id.	7 ♀	1 h. 1/4	»	?	E.N.	I. S.
31		Brünner, in Kronlein (*Berl. kl. Woch.* X, 605.....	Suis.	69 ♂	2 h.	»	15 gr.	E.N.	I. S.

N° d'ordre	Date	OBSERVATIONS	Nationalité	Age et sexe	Survie	Maladies antérieures et observat. particulières	Doses.	Nature de l'intoxication	Mode d'absorption
32	1873	Biddle (*Brit. Med. J.* I, 611)	Angl.	72 ♂	4 h.	aliéné	faible	S.	I. S.
33		Ferrier (id. I, 167)	id.	7 ♂	7 h.	»	forte	E.N.	I. S.
34		*Brit. med. Journ.* I, 151)	id.	15-20 ♂	courte	»	id.	E.N.	I. S.
35		id. I, 203.	id.	40 ♀	qq. h.	»	1 verre	E.N.	I. S.
36	1874	Stocks (*Brit. M. J.* I, 110)	Angl.	39 ♀	4 h.	»	forte	E.N.	I. S.
37		*Lancet*, I, 850	id.	adulte ♂	45 min.	»	30 gr.	E.N.	I. S.
38		Spencer (*Lancet*, II, 32).	id.	63 ♂	15 min.	»	4 à 6 gr.	E.N.	I. S.
39	1875	*Brit. med. Journ.* II, 592	Angl.	adulte ♀	30 min.	»	1 verre	E.N.	I. S.
40		Vail (*in Brit. med. Journ.* II, 694)	id.	adulte ♂	30 min.	»	1 verre	E.N.	I. S.
41		Langenbeck's Klin (in Berl. kl. Woch. 1878, XV, 8.	All.	enfant ♂	?	Ostéotom. du fémur.	?	E.D.	plaie
42	1876	*Lancet*, II, 871	Angl.	42 ♂	1 h. $^1/_2$	»	30 gr.	E.N.	I. S.
43		*Brit. med. Journ.* I, 609.	id.	adulte ♂	qq. h.	»	1 verre	E.N.	I. S.
44		id. I, 762.	id.	adulte ♂	qq. h.	»	1/2 verre	E.N.	I. S.
45	1877	Lesser (*Atl. méd légal.*).	All.	30 ♂	40 min.	»	forte	S.	I. S.
46		*Brit. med. Journ.* I, 118.	Angl.	78 ♂	2 h.	»	1 verre	E.N.	I. S.
47		id. I, 178.	id.	adulte ♂	?	»	?	E.N.	I. S.
48		Shaw (*Journal*, II, 638)..	id.	adulte ♂	courte	»	1 v. à 5 %	E.N.	I. S.
49		*Brit. med. Journ.* II, 267.	id.	42 ♀	qq. h.	»	forte	E.N.	I. S.
50		id. II, 319.	id.	adulte ♂	30 min.	»	forte	E.N.	I. S.
51		id. II, 423.	id.	8 mois ♂	courte	»	faible	E.N.	I. S.
52		id. II, 640.	id.	adulte ♀	courte	alcoolique	1 verre	E.N.	I. S.
53	1878	Volkmann (*Beitr. f. chir.* 42	All.	enfant ♂	3 jours	rés. de la hanche	?	E.D.	pansement
54		Küster (*Arch. f. kl. Chir.* XXIII, 117.	id.	39 ♀	t. courte	suj. épuisé	So 2,5 %	E.D.	plaie cavit.
55		id. id.	id.	2 1/2 ♂	3 h.	pleur. pur. et thoracotom.	id.	E.D.	plaie cavit.
56		id. id.	id.	33 ♂	4 h.	septicém.	?	E.D.	plaie cavit.
57		Küster (*Centr. f. Gynæc.* 14)	id.	adulte ♀	5 jours	Etat puerp.		E.D.	inj. intra-ut.
58		*Brit. med. Journ.* I, 689.	Angl.	adulte ♀	?	»	?	E.N.	I. S.
59		id. I, 937.	id.	adulte ♂	courte	»	1 verre	E.N.	I. S.
60		Packer (*Lancet*, II, 511).	Id.	29 ♀	45 min.	épileptique	forte	E.N.	I. S.
61	1879	Gauster (*Centr. f. chir.* 283.	All.	adulte ♂	2 jours	»	40 gr.	E.N.	I. S.
62	1880	Ozenne (*Com. Soc. m. lég.*)	Fr.	49 ♀	4 jours	abcès p. congest.	?	E.D.	pansement
63		*Brit. med. Journ.* I, 62..	Angl.	adulte ♂	2 h.	»	?	E.N.	I. S.
64		*Brit. med. Journ.* I. 274 (*in Indian Daily News*).	id.	adulte ♂	?	»	?	E.N.	I. S.

N° d'ordre	Date	OBSERVATIONS	Nationalité	Age et sexe	Survie	Maladies antérieures et observat. particulières	Doses	Nature de l'intoxication	Mode d'absorption
65	1880	*Brit. med. Journ.* II, 26	Angl.	adulte ♂	qq. h.	»	?	E.N.	I. S.
66		id. II, 716	id.	40 ♂	courte	fièvre typh.	faible	E.N.	I. S.
67		*Lancet*, II, 597.........	id.	adulte ♀	1 h.	»	1 verre	E.N.	I. S.
68		Busch (*Berl. kl. Woch.* XVII, 305............	All.	5 ♀	50 h.	coxal. et résect. du fémur	faible	E.D.	pans. et spray.
69	1881	Silk (*Brit. med. J.* I, 640)	Angl.	adulte ♀	2 h.	»	1 verre	E.N.	I. S.
70		Gould (*Brit. med. J.* I, 850).	id.	8 ♀	36 h. $^3/_4$	Ost. du tibia	?	E.D.	pansement
71		*Brit. med. Journ.* I, 935.	id.	adulte ♀	qq. m.	»	1 verre	E.N.	I. S.
72		Bradfort (*Bost. med. a. surg. Journ*...............	Amér.	5 ♀	2 jours	»	sol. à 1/40 1 vol.	E.D.	plaie cavit.
73		Bloch (*Berl. kl. Woch.* XVIII, 710)..........	All.	34 ♂	30 m.	»	12 gr.	E.N.	I. S.
74		*Brit. med. J.* II, 677..	Angl.	1 ♀	qq. h.	abcès parotid.	?	E.D.	pansement
75		id. II, 231..	id.	tr. jeune ♂	courte	»	?	E.N.	I. S.
76		id. II, 233..	id.	adulte ♀	8 h.	»	45 gr.	E.N.	I. S.
77		id. II, 294..	id.	adulte ♀	qq. h.	»	forte	E.N.	I. S.
78		id. II, 1066..	id.	16 ♀	pl. jours	»	1 cuill. à dess.	E.N.	I. S.
79	1882	Valude (*Fr. médicale*)...	Fr.	adulte ♀	10 jours	fièvre typh.	0 gr. 25	E.D.	lavement
80		Siredey (in th. Royer, Paris)	id.	adulte ♂	qq. h.	fièvre typh.	1 gr.	E.D.	id.
81		*Brit. med. Journ.* I, 748	Angl.	6 m. ♀	qq. h.	»	tr. faible	E.N.	I. S.
82	1883	Napier (*Edimb. m. Journ.* XXXI, 224)...........	Angl.	adulte ♂	7 jours	état puerpéral morte d'une pneumonie second.	50 gr.	E.N.	I. S.
83		*Brit. med. Journ.* I, 168	id.	82 ♀	qq. h.	»	?	E.N.	I. S.
84		id. I, 646	id.	qq. mois ♀	qq. h.	»	faible	E.N.	I. S.
85		id. I, 1191	id.	adulte ♀	?	»	?	E.N.	I. S.
86		Barron (*Brit. m. J.* II, 49)	id.	adulte ♀	15 m.	crises convuls. av. la mort	?	S.	I. S.
87		*Brit. med. Journ.* II, 181	id.	41 ♀	courte	»	forte	E.N.	I. S.
88		id. II, 987	id.	37 ♀	courte	fièvre scarl.	forte	E.N.	I. S.
89		*Lancet*, I, 877..........	id.	5 ♀	qq. h.	»	15 gr.	E.D.	lavement
90		Bertog (*Berl. kl. Woch.* XX, 415............	All.	30 ♀	6 jours	alc. pn. sec. mort	1 verre	E.N.	I. S.
91	1884	Liman (*Berl. kl. Woch.* XXI, 725.............	All.	adulte ♀	20 m.	»	?	E.N.	I. S.
92		France milit. (24 juillet).	Fr.	22 ♀	t. court.	»	30 gr.	E.N.	I. S.
93		*Brit. med. Journ.* I, 29..	Angl.	2 ♀	qq. h.	»	faible	E.N.	I. S.
94	1885	Josias (*Bull. Soc. anat.* 18)	Fr.	adulte ♀	10 m.	»	48 gr.	E.N.	I. S.
95		Zürcher (*Corr. Bl. f. Schw. Aerzte*, 15 sept.)......	Suis.	adulte ♀	t. court.	»	?	S.	I. S.
96		Delahousse (*Arch. m. mil.* V, 270)...........	Fr.	21 ♀	14 h.	»	20 à 30 gr.	E.N.	I. S.

N° d'ordre	Date	OBSERVATIONS	Nationalité	Age et sexe	Survie	Maladies antérieures et observat. particulières	Doses	Nature de l'intoxication	Mode d'absorption
97	1888	*Brit. med. Journ.* I, 605.	Angl.	6 ♀	4 h.	fièvre typh.	?	E.N.	I. S.
98		*Lancet*, II, 546........	id.	25 ♀	t. courte	»	60 gr.	E.N.	I. S.
99		*Brit. méd. Journ.* II, 1027	id.	35 ♂	courte	»	forte	E.N.	I. S.
100	1889	*Brit. med. Journ.* I, 1096	Angl.	adulte ♀	courte	fièvre typhoïde avec délire	?	E.N.	I. S.
101	1890	Davies (*Lancet*, I, 539) ..	Angl.	30 ♀	6 h.	»	1/2 verre	E.N.	I. S.
102		*2 cas simultanés.*	id.	16 ♀	8 h.	»	2 gorgées	E.N.	I. S.
103	1891	Schleicher (*Deut. med.*	All.	2 jours ♀	24 h.	mort de l'intoxicat. de sa mère	?	E.N.	placenta
104		*Woch.* I, 9) *2 cas simult.*)	id.	adulte ♂	4 jours	m. de pn. sec.	36 gr.	E.N.	I. S.
105		*Lancet*, I, 61...........	Angl.	adulte ♂	courte	»	10 gr. env.	S.	I. S.
106		Reimann (*Viertelj. f. gerichtMed.*, IIIe sér. II, 63)	All.	2 jours ♀	2 jours	»	?	E.D.	pans. plaie du cordon.
107		*Brit. med. Journ.* II, 392.	Angl.	adulte ♀	2 h.	»	1 verre	E.N.	I. S.
108	1892	De Santi (*Arch. méd. milit.* VII)	Fr.	adulte ♀	10 min.	Influenza	6 gr.	E.N.	I. S.
109	1893	Verneuil (*Comm. Soc. chir.* 22 février)...........	Fr.	adulte ♀	48 h.	»	5 gr.	E.D.	Plaie cavit.
110		*Brit. med. Journ.* I, 1528.	Angl.	en bas âge ♀	courte	»	tr. faible	E.N.	I. S.
111		*Lancet*, I, 1528........	id.	5 à 10 ♀	?	»	?	E.N.	I. S.
112		Salle (*Arch. méd. milit.* XXI, 52............	Fr.	7 m. ♀	4 h.	»	qq. décigr.	E.N.	I. S.

E. N. indique une erreur commise sur la nature du produit. E. D. une erreur de dose qui a entraîné la mort. S. un suicide. Enfin I. S., ingestion stomachale.

A cette liste il faut ajouter les observations suivantes sur lesquelles il nous a été impossible d'avoir des détails complets.

Shaw (*Journ.*,II.799,1876) (E. N. ♂).— Kuznetzoff (*Protok. rasaid. obstr. morsk vrach. v. Kronstadt,* 1892, 30-47) ♂ mort à la suite d'un lavement d'acide phénique.

Marwood (*Australas med. Gaz.* Sidney, 1893, XII, p. 78) ♂ ayant succombé en 10 minutes à l'ingestion d'acide phénique. — Hawkins (*Med. news, Philad.*, 1893, LXII, p. 158) empoisonnement à la suite d'un lavement phéniqué. — *Brit. med. Journ.*, 1890, II, 334, empoisonnement accidentel d'un enfant. — *The Lancet,* 1888, II, 396. — 4 cas (un domestique intoxiqué par erreur ; trois suicides : deux ♂ et une ♀). — *Lancet,* 1888, II, 694 (enfant empoisonné par erreur). — Ibid, p. 740 (♀ empoisonnée de même). — *Lancet,* 1884, II, 243. ♂ id. — *Lancet,* I., 145. 1869. id. — *Lancet,* 1869, I, 408, empoisonnement par un lavement d'acide phénique ; mort en quelques heures). — 2 cas de Langenbeck (rapportés in *Berl. kl. Woch.*, 1878, XV, p. 261 par Olshausen (deux enfants morts à la suite de pansements phéniqués).

Soit un total de 125 cas.

L'intoxication par le phénol, comme on pouvait s'y attendre, n'a commencé à apparaître qu'après la vulgarisation des pansements de Lister, c'est-à-dire à partir de 1867.

D'abord cantonnée en Angleterre, où elle est toujours restée dominante depuis (83 cas sur 125 de notre statistique), elle ne s'est répandue que plus tard sur le continent. En France, c'est seulement en 1871 que Rendu en donne la première observation, alors que déjà elles étaient loin d'être rares en Angleterre. Comment expliquer que même après l'extension de l'emploi des pansements antiseptiques, l'empoisonnement phéniqué soit resté relativement si peu commun en Allemagne, en France? C'est qu'en premier lieu l'usage de ce désinfectant est loin d'y être aussi répandu dans les basses classes qu'en Angleterre; en outre l'expérience des chirurgiens français et allemands a pu profiter des mésaventures observées, et l'acide phénique a été employé avec prudence, ou a été, pour beaucoup d'usages, remplacé par le sublimé, l'acide borique, l'iodoforme, etc., etc.

L'empoisonnement accidentel est de beaucoup le plus fréquent (114 cas sur 125). Habituellement (90 sur 125), l'erreur porte sur la nature du produit : un malade ou un infirmier, trompé par l'obscurité ou distrait, substitue à un flacon de potion prescrite une bouteille d'acide phénique qu'il saisit par mégarde au milieu des autres. Parfois il s'agit d'individus qui, trompés par la coloration jaune ou brune du produit, le prennent pour une liqueur et en boivent. La substance qui produit ces empoisonnements n'est, en effet, jamais, sauf peut-être dans les hôpitaux, de l'acide phénique pur, mais une composition plus ou moins foncée qu'on emploie pour la désinfection des lieux d'aisance (*).

Ici se place une importante question de prophylaxie. Depuis longtemps les auteurs anglais ont insisté sur la nécessité de prendre des mesures efficaces afin d'empêcher ces méprises trop souvent funestes. Il est difficile de restreindre la vente d'un produit aussi communément employé, de même que dans les hôpitaux on ne pourrait guère songer à le

(*) Le plus usité en France, le phénol Bobœuf, est une solution de phénol sodique à 1/100 renfermant souvent du crésyl. Suivant Billroth et Lucas Championnière, ces produits complexes seraient même plus toxiques que le phénol pur.

reléguer dans l'armoire aux poisons. Aussi a-t-on conseillé successivement l'emploi de bouteilles d'une forme particulière, la coloration du liquide (avec le bleu d'aniline Coupier à 1/200), etc. En France, dans les hôpitaux militaires, depuis le cas malheureux rapporté par de Santi (26), la solution forte de phénol (5 %) est teinte en bleu et placée dans des flacons à bande circulaire rouge, munis en outre de l'étiquette [« Poison ». Nous pensons qu'on éviterait plus simplement et plus sûrement encore toute cause d'erreur en employant les bouchons à fermeture spéciale dont on trouve tant d'échantillons dans le commerce. Dans l'obscurité la couleur du liquide et même l'étiquette peuvent ne pas frapper l'attention d'un infirmier distrait, tandis que la présence d'un bouchon anormal l'attirera forcément quand il voudra verser le contenu de la bouteille.

Cette digression faite, revenons aux autres causes de l'intoxication phéniquée. Les erreurs de dose ont amené dans 24 observations de notre statistique la mort des victimes, ce qui est relativement peu. Mais si l'on tient compte que de nombreux cas analogues, mais non mortels, s'observent dans les hôpitaux, si fréquement même qu'on ne les signale pas toujours, on verra qu'en réalité la proportion est renversée et que c'est en définitive la cause la plus commune des intoxications.

La porte d'entrée en est des plus variables : tantôt il s'agit de frictions cutanées de phénol employé comme parasiticide, tantôt de pansements (jeunes enfants), de lavage de séreuses ou de cavités d'abcès ou kystes (plaies cavitaires). Enfin les lavements phéniqués, administrés à des typhiques comme antithermiques et antiseptiques, en ont fait périr plusieurs. Nous citerons encore son emploi comme eau de toilette, comme dentifrice : un cas de mort s'est produit dans ces conditions (Obs. 22).

Les suicides par l'acide phénique ne sont pas très fréquents (11 cas sur 125, soit 8,8%). Là encore, l'Angleterre occupe le premier rang et, dernièrement encore, la statistique de 1891 (*) portait que sur 327 suicidés anglais 31 avaient choisi le phénol. Comme nous l'avons déjà dit au commencement de ce chapitre, l'incertitude dans laquelle est le public sur sa toxicité sur la marche des accidents fait, qu'on emploie peu ce produit de saveur désagréable et caustique. La véritable épidémie de suicides par le phénol observée en 1886 à Copenhague par le Dr Geill (in Caroé (23), semble le démontrer. Il avait suffi de savoir que c'est un poison actif, qu'il tue sans grande douleur, avec perte de connaisance rapide, pour que chacun voulût en user.

De la position sociale des victimes, peu de chose à dire ; la classe pauvre, toutefois, qui se sert de l'acide phénique un peu à l'aventure, est plus exposée aux dangers de son emploi. Il en est de même pour tous ceux que leurs fonctions mettent journellement en contact avec cette substance antiseptique, tels que les infirmiers, les agents de la voirie, les ouvriers

(*) In *Rev. gén. de clin. et de thérap.*, VIIe année, IX, mars 1893.

qui manipulent le phénol et ses dérivés (bien que, nous l'avons dit ailleurs, l'intoxication professionnelle proprement dite n'existe pas). Nous observerons ensuite une forte prédominance pour le sexe masculin, 97/125 ou les 4/5 ; pour l'âge adulte (78 cas portent sur des victimes âgées de 15 à 60 ans). La fréquence chez les enfants (23 cas au-dessous de 15 ans) doit être attribuée, dit Ferrand, à leur étourderie habituelle et à leur grande impressionnabilité pour le poison. Observons en outre, qu'il s'agit fréquemment de jeunes enfants, intoxiqués par erreur de leur nourrice avec un produit dont ils ne sont pas en état par eux-mêmes de reconnaître les caractères. Enfin les vieillards au-dessus de 60 ans fournissent un contingent de 11 cas.

Cette question de l'étiologie traitée, nous arrivons aux détails de l'expertise. Comme dans tout empoisonnement elle comprend : 1° les constatations du médecin légiste ; 2° la recherche du toxique par le chimiste.

I. — *Constatations médico-légales* — Nous suivrons pour les détails la marche méthodique indiquée par M. le professeur Lacassagne.

En premier lieu l'expert s'informera de tous les renseignements qui peuvent guider ses recherches : la profession de la victime, les récits de son entourage ont ici plus d'importance que d'habitude, étant donnée la cause ordinaire de l'empoisonnement. On se tiendra pourtant en garde si l'on soupçonne un suicide, car souvent les familles ont avantage à ce qu'il reste ignoré. Il ne faudra pas non plus négliger de demander si, antérieurement, la victime souffrait d'une maladie aigüe (fièvre typhoïde. grippe, etc,), ou chronique (des reins, du foie), toutes circonstances qui facilitent l'intoxication. On notera soigneusement tous les symptômes observés, le traitement institué ; on s'aidera, le cas échéant, de la connaissance des produits vénéneux saisis par la justice. Enfin, on n'oubliera pas de s'enquérir si, dans un but de conservation, le cadavre n'a pas été injecté avec une substance antiseptique quelconque.

Fréquemment l'odeur caractérisque du phénol, l'aspect tout particulier des lésions extérieures, que nous avons longuement décrites (Ch. II.), suffisent à l'expert (en l'absence de tout antécédent), pour fixer a priori, son diagnostic. Si l'on a pu se procurer de bonne heure les vêtements souillés par les vomissements du malade, on y retrouvera souvent la même odeur, surtout en les plaçant sur une plaque chauffée.

Mais, supposons que ces signes manquent, soit que la dose ait été faible ou que le poison ait été en grande partie éliminé, soit qu'il s'agisse de phénol pur, dont l'odeur ressemble à s'y méprendre à celle propre au cadavre. Dans ce cas, après les constatations habituelles des signes d'identité du sujet (poids, taille, âge probable, signes spéciaux, etc.), on passera à l'examen extérieur. La rigidité cadavérique est généralement assez marquée et persiste longtemps, mais elle n'est pas aussi précoce que l'avait pensé P. Bert, les convulsions étant rares chez l'homme. Malgré le cas isolé de Vibert (*), la putréfaction est lente, toutes les fois surtout que le phénol a eu le temps d'imbiber l'organisme (Ferrand). La contraction pupillaire cessant après la mort, c'est un signe sur lequel il ne faut pas compter. Par contre, l'examen des orifices naturels donne souvent lieu à des constatations intéressantes. Si la mort est due à une solution forte on trouve, près de la bouche des taches, blanches si elles sont récentes, brunes au bout de quelques heures et affectant la forme de deux sillons verticaux partant des commissures ; toutefois il peut arriver que ces lésions extérieures manquent. Comme le fait à juste titre remarquer M. le professeur Lacassagne, cela tient à ce que certains individus ont l'habitude de boire gloutonnement et projettent le liquide d'un seul coup au fond de la gorge, de sorte que l'orifice buccal reste indemne. Dans les cas où la mort a résulté d'une asphyxie progressive, il n'est pas rare d'y trouver une telle quantité d'écume qu'à première vue, on croit être en présence d'un noyé. Si le phénol a été donné en lavement, c'est-à-dire en solution diluée, on trouve des corrosions semblables, mais ordinairement bien moins marquées, à la région anale. Enfin sur diverses parties du corps, particulièrement aux mains, on pourra sentir la consistance parcheminée de la peau qui a été en contact avec le caustique. Ces premières constatations faites, on procédera à l'autopsie suivant les principes énon-

(*) Traité de médecine légale, 58.

cés par Tardieu et Roussin et précisés par MM. Lacassagne et Chapuis (15).

En ouvrant le cadavre par une incision médiane étendue du menton au pubis, on constate tout d'abord à la section l'écoulement d'un sang noir et fluide caractéristique. Tous les organes, sans exception, en renferment et sont fortement congestionnés; souvent ils exhalent l'odeur de phénol. L'œsophage, et quelquefois même le diaphragme (Josias), ont une consistance cartonnée toute spéciale.

On ouvre l'abdomen, on sépare l'estomac par deux pinces, l'une au cardia, l'autre au pylore, puis on l'enlève. Il faudra avoir grand soin de le vider immédiatement de son contenu, car après macération prolongée de la muqueuse ses lésions, souvent caractéristiques à l'état frais, disparaissent et l'on n'a plus qu'un magma se laissant détacher au scalpel par plaques, et n'offre plus rien de net. L'intestin sera de même isolé et vidé, et on fera des coupes dans le foie et les reins pour voir si ces organes ne portent pas des altérations anciennes. Enfin on constatera les lésions pulmonaires et cardiaques habituelles (Voir Chap. II).

L'examen macroscopique des viscères terminé, on les placera, ainsi que les liquides organiques, dans des bocaux en verre neuf ou parfaitement lavés à l'acide chlorhydrique dilué et à l'alcool. Chacun d'eux sera muni d'une étiquette portant mention de son contenu, avec la signature du médecin-expert et de l'officier de police qui l'assiste. On les fermera ensuite avec un bouchon de liège neuf, recouvert de papier parchemin, le tout sera retenu au col du flacon par une ficelle simplement fixée par un cachet (Lacassagne et Chapuis). Il est particulièrement important, dans le cas du phénol, d'éviter l'emploi de la cire et surtout du goudron et autres substances analogues. On placera dans chacun des bocaux successivement : le contenu stomachal, l'estomac lui-même, l'intestin, son contenu, le foie, le sang, le poumon, les reins et la vessie, les urines extraites dès le début, les méninges, le cerveau et la moelle ; enfin, si l'on veut, des échantillons de muscles pris dans diverses parties du corps.

II. — A ce moment commence le rôle de l'expert chimiste. Avant toutes choses, le contenu des flacons sera divisé en trois parts : l'une pour la contre-expertise, la seconde pour la recherche des caractères du poison, la troisième pour son dosage.

Le phénol devra être recherché de préférence dans les organes d'élimination : le foie, les reins, où il séjourne le plus longtemps, ainsi que dans les matières vomies et, toutes les fois que faire se pourra, dans dans les urines, le sang, le lait.

Les procédés donnés pour extraire le phénol des produits à analyser se résument en deux groupes :

1° *Par distillation* (Patrouillard et Jacquemin). — On ajoute aux substances, pilées avec du sable ou du verre, un léger excès d'acide tartrique, on distille lentement à feu nu pour éviter les soubresauts et on reçoit le tiers du produit employé. En cas de coloration foncée du liquide obtenu, on le redistille jusqu'à ce qu'on en ait retiré les trois quarts. Finalement on sépare le phénol par l'éther.

2° A froid (Draggendorf). — On traite les matières par l'éther de pétrole, qui enlève les graisses, et on épuise le phénol par la benzine. On peut préalablement, afin de favoriser la séparation, chauffer avec 4 volumes d'alcool à 96°, qu'on chasse ensuite par distillation.

Avant de comparer la valeur respective de chacun de ces procédés, nous nous sommes proposé de rechercher, parmi les dissolvants, quels étaient ceux qui enlevaient le mieux et le moins bien le phénol à ses solutions aqueuses. Nous avions pour but, en cela, de voir si les deux méthodes ne comporteraient pas quelques perfectionnements dans le choix des substances à employer pour l'extraction de l'acide phénique. Dans chacun de nos essais 100 cc. de solution à 1/500 ont été mélangés avec un volume double de dissolvants remplissant la double condition d'être peu solubles dans l'eau et de bouillir à une température inférieure à celle du phénol. Après avoir agité à plusieurs reprises, laissé en contact pendant 24 heures, puis décanté le liquide à essayer, nous avons dosé le phénol dans la solution aqueuse restante par la méthode Chandelon modifiée (Ch. I). Les résultats ont été les suivants :

Dissolvant	Points d'ébullition	Quantités enlevées	Dissolvant	Points d'ébullition	Quantités enlevées
Ligroïne......	115°	3,47 %	Éther ordin. (*)	35°	22,60 %
Huile de pétrole	160°-170°	9,74 %	Tétrachlor. de carb.	78°	35,98 %
Gazoline......	90°-95°	11,34 %	Essence de téréb.	160°	45,05 %
Éther de pétrole	30°-40°	19,35 %	Chloroforme...	61°	75,80 %
			Benzine.......	81°	79,49 %

Donc les pétroles, surtout la ligroïne, enlèvent très peu de phénol aux solutions aqueuses, au lieu que la proportion est bien plus forte avec la benzine. Il convenait donc, avant de comparer les procédés, de remplacer par la ligroïne l'éther de pétrole employé dans le second. Cette substitution faite, nous avons opéré comme il suit :

1° 200 cc de solution phéniquée 1/1000 (0 gr. 2 de phénol) sont placés dans un ballon. On distille et on recueille 76 cc, 8 de liquide, soit un peu plus du tiers. Le dosage a montré que, dans ces conditions, 0 gr. 11277, soit 56,38 0/0, passaient à la distillation.

2° 100 cc de la même solution (0 gr. 1 de phénol) sont traités par la ligroïne, puis par la benzine, chaque fois pendant 24 heures. Finalement la solution benzénique a été additionnée d'un quart de son volume d'eau. Après évaporation totale de la benzine (à 40° et au

(*) L'éther se mélange partiellement à l'eau et réciproquement, aussi n'enlève-t-il pas plus de phénol bien que celui-ci y soit incomparablement plus soluble que dans l'eau. En outre, la méthode Chandelon est peu précise dans ce cas particulier, parce que l'éther, dans la solution aqueuse à doser, contribue pour sa part à décomposer l'hypobromite.

moyen de la trompe), il reste une solution aqueuse renfermant 0,04265, soit 57,34 0/0. Ce chiffre paraît faible, étant donné que dans une expérience faite directement sur la même solution à 1/1000, nous avons trouvé que la benzine enlevait à l'eau 76,80 du phénol total. La différence s'explique par les pertes d'acide phénique pendant l'évaporation.

En résumé, les résultats diffèrent peu, mais, si l'on considère la durée plus longue du second procédé, les résultats variables dus à ce que le phénol s'évapore en même temps que la benzine, on comprendra que nous donnions la préférence au procédé de distillation. On peut d'ailleurs améliorer son rendement en entraînant l'acide phénique par un courant de vapeur surchauffée. On nous objectera qu'avec nos expériences sur des solutions aqueuses nous ne sommes pas dans les conditions d'un foie ou d'un organe quelconque à analyser ; nous répondons que la différence existe dans un cas comme dans l'autre, et qu'il ne s'agit, en définitive, que de résultats comparatifs.

On procédera donc comme il suit pour l'analyse qualitative :

Dans un ballon, suffisamment grand pour n'être rempli qu'à moitié, on placera les organes finement découpés et pilés dans un mortier avec du sable ou des fragments de verre ; on ajoutera un excès d'acide tartrique, puis on distillera en faisant passer, au moyen d'un tube plongeant jusqu'au fond du ballon, un courant de vapeur surchauffée. Celle-ci vient d'un autre ballon contenant de l'eau à l'ébullition dont les vapeurs circulent dans un serpentin plongé dans un bain d'huile entre 150° et 180°. On poussera la distillation jusqu'à ce que le liquide obtenu prenne une teinte foncée. On aura ainsi une solution plus ou moins colorée répandant, surtout à chaud, l'odeur d'acide phénique. L'analyse qualitative pourra être faite directement sur le liquide, ou bien (s'il est trop foncé), après un filtrage, sur le noir animal. L'addition d'alcool ou d'éther empêche un certain nombre de réactions sensibles de l'acide phénique, en particulier celle du brôme. On devra essayer sur le liquide celle-ci ainsi que la solution Jacquemin (Voir Chap. I) et, si possible, les autres moins caractéristiques du phénol.

2° *Dosage quantitatif.* — Les substances traitées comme précédemment seront traitées par un courant de vapeur d'eau surchauffée qu'on fera passer dès que la température du bain d'huile aura atteint 180°. Le phénol sera entraîné en presque totalité au bout d'une demi-heure. Si le liquide provenant de la distillation est coloré, on le soumettra de nouveau à la vapeur surchauffée jusqu'à ce qu'il ait passé aux trois quarts. On aura ainsi un liquide qu'on dosera au moyen d'une solution titrée d'hypobromite et de papier réactif ioduro-amidonné, le tout de préparation récente. On appliquera au procédé Chandelon les corrections dont nous avons indiqué les détails au chapitre I.

Supposons maintenant que l'essai qualitatif (qu'on doit toujours faire en premier lieu) ait montré la présence de traces seulement d'acide phénique, on pourra se demander si ce corps n'est pas celui qui existe dans l'organisme à l'état physiologique. Il faudra, dans ces conditions, éviter absolument de conclure d'une façon formelle à un empoisonnement. Pourtant, si un ensemble de preuves : les antécédents, les lésions cadavériques, etc., s'unissaient pour affirmer l'existence réelle de l'intoxication et qu'on demande d'isoler le corps du délit, quoiqu'en très petite quantité, on procédera d'une façon détournée. On précipite par l'eau bromée, puis on chauffe avec un peu d'eau le précipité sur l'amalgame de sodium. Le phénol régénéré est ensuite isolé, par évaporation spontanée, de sa solution dans l'éther ou la benzine.

L'urine, suivant Galippe, ne prend jamais l'odeur du phénol, et ce dernier corps y est masqué dans ses réactions habituelles. Pour l'y rechercher on emploiera, soit le procédé de Baumann (décrit à la fin du chapitre 18), qui donne indirectement la quantité de phénol par celle de l'acide phénolsulfurique théorique $SO^4 < {C^6H^5 \atop H}$ obtenue directement, ou bien le moyen indiqué par Jacquemin (8) : 200 cc d'urine sont additionnés de 4 cc d'acide sulfurique mélangés avec 16 cc d'eau ; on maintient à 50° pendant deux heures ; après refroidissement, on ajoute une quantité égale d'alcool à 90°, on filtre et on distille au bain-marie pour enlever l'alcool. Finalement on traite par l'éther dont l'évaporation fournit un résidu précipitant avec le brôme et donnant une couleur bleue avec le mélange d'hypochlorite de soude et d'aniline. On opère d'une façon semblable sur le sang dont on doit avoir la précaution, au préalable, de broyer les caillots et de filtrer sur une toile mouillée. L'analyse spectroscopique de ce liquide, nous l'avons vu (Chapitre II), n'offre rien de bien caractéristique. Au contraire l'examen microscopique, si la mort est récente, permettra, par l'absence de bactéries en chaînettes, de déclarer qu'elle n'est pas due au charbon capable aussi de produire une coloration noirâtre du sang.

Pour terminer, nous allons reproduire, en les complétant, les conclusions de Ferrand relatives aux questions ordinairement posées dans une expertise de ce genre :

1. — *La mort ou la maladie doivent-elles être attribuées à l'administration ou à l'emploi d'une substance vénéneuse ?*

Les antécédents ou les symptômes observés pendant la vie aideront beaucoup à la solution de cette question. Nous avons vu (Ch. II) le diagnostic différentiel du coma phénique avec les autres. L'intoxication oxy-carbonée n'a rien qui lui ressemble : les taches couleur groseille à la surface du corps, la teinte rutilante du sang et des tissus lui appartiennent en propre. L'odeur phéniquée et l'analyse spectroscopique achèveront de lever tous les doutes. Pour savoir si la mort résulte de l'administration de la substance vénéneuse il faudra, avons-nous dit, pour répondre catégoriquement, avoir constaté dans les tissus la présence d'une quantité notable d'acide phénique.

II. — *Quelle est la substance vénéneuse qui a produit la mort ?*

Là encore on se servira des antécédents, des produits saisis au domicile de la victime, on pensera aux préparations les plus en vogue, telles que le phénol Bobœuf. Enfin on s'aidera du résultat de l'expertise chimique. Pour compléter ce que nous avons dit au premier chapitre au sujet des caractères propres au phénol, nous allons, d'après M. Chapuis (16), donner les principales différences entre le phénol et l'acide salicylique dont les usages thérapeutiques et alimentaires sont assez fréquents.

Réactifs	*Phénol*	*Acide salicylique*
Chlorure ferrique	Réaction limite à 1/3000 au plus	à 1/1.000.000
Réactif de Millon	1/2.000.000	Limite bien inférieure
Réactif Jacquemin	1/66.000	1/1.000 à peine

Ajoutons pour la distinction avec la créosote, la réaction de Bader : Un mélange de soude et de trinitrobenzine symétrique est décoloré par le phénol en excès ; rien de semblable avec la créosote. C'est là un excellent moyen d'éliminer celle-ci puisqu'on la donne souvent comme médicament ; elle produit des effets corrosifs semblables à ceux du phénol et a beaucoup de ses caractères chimiques. Enfin les autres caustiques qui blanchissent les tissus (acides organiques concentrés, hypochlorites, eau oxygénée) s'en distinguent aisément par leurs caractères spéciaux, en particulier par l'odeur, pour les deux premiers groupes.

III. — *La substance employée pouvait-elle donner la mort?*—IV. — *A t-elle été ingérée en quantité suffisante pour donner la mort ? A quelle dose est-elle capable de la donner ?* Ce que nous avons dit au début du Ch. III nous dispense de revenir ici sur la toxicité du phénol, les doses mortelles et les circonstances qui les font varier. L'examen chimique éclaircira, le plus souvent, la question de la quantité ingérée.

V. — *A quel moment a eu lieu l'ingestion du poison ?*

En dehors de tout renseignement, on examinera l'état du contenu stomachal (en n'oubliant pas que le phénol, de même que l'oxyde de carbone, ralentit et même arrête la digestion). Si la victime avait mangé peu de temps avant l'empoisonnement (l'heure de ce repas sera un renseignement de plus), les lésions de l'estomac seront peu marquées, surtout en comparaison de celles de l'œsophage et du pharynx. En cas où l'autopsie serait faite longtemps après la mort, on ne retrouve plus de phénol que dans les organes d'élimination (reins et vessie en particulier). Passé quinze jours il est difficile de donner une affirmation catégorique, car la disparition des lésions, l'évaporation du toxique d'une part, sa formation spontanée pendant la putréfaction de l'autre, sont autant de causes d'incertitude.

On ne fera alors de diagnostic ferme que si l'on a trouvé des quantités notables de toxique.

VI. — *L'empoisonnement peut-il avoir lieu, et le poison a-t-il pu disparaître sans qu'on en retrouve de traces ? Après combien de temps ?*

VII. — *La substance vénéneuse extraite du cadavre peut-elle provenir d'une source autre que l'empoisonnement ?*

Nous venons de répondre à ces différentes questions. Rappelons encore une fois la nécessité de bien s'informer si le phénol n'a pas été donné, pendant les 3 ou 4 jours qui précèdent, dans un but thérapeutique interne (fièvre typhoïde, diphtérie, vers intestinaux, etc), ou externe (pansements, lavage de plaies ou d'articulations, frictions cutanées, etc) et si cela est, à quelle dose?

VIII. — *L'empoisonnement est-il le résultat d'un homicide, d'un suicide ou d'un accident ?* — On n'a guère, pour les raisons données au début de ce chapitre, à hésiter qu'entre un suicide ou un accident. Les antécédents recueillis, le mode d'introduction du poison dans l'organisme (pansements, lavements, frictions, etc), permettront le plus souvent de prononcer le diagnostic,

IX. — *L'empoisonnement peut-il être simulé ?* — Bien difficilement étant donnés le nombre et la gravité des signes objectifs (hypothermie, affaiblissement cardiaque, etc). On pourra enfin, comme l'indique Ferrand, se procurer les urines par cathétérisme et constater leurs caractères spéciaux.

CONCLUSIONS

Chapitre I. — 1° — Le phénol, ou acide phénique, possède un certain nombre de réactions dont les plus sensibles et les plus caractéristiques sont celles du brôme et celle de Jacquemin.

2° — On peut le doser en poids ou en volume, mais cette dernière méthode est préférable : le meilleur procédé est celui de Chandelon ; avec des corrections spéciales, il donne des résultats suffisamment approchés. A signaler le procédé Bader, avantageux pour les solutions concentrés.

Chapitre II. — 3° — La présence du phénol est normale dans l'organisme surtout dans les urines.

4° En application sur la peau et les muqueuses, il détermine des lésions caractéristiques en rapport avec son degré de concentration et son dissolvant. Ingéré, il amène en outre des altérations viscérales et modifie profondément les caractères du sang et de l'urine.

Chapitre III. — 5° — Le phénol est toxique pour tous les animaux, mais à des degrés variables, suivant l'espèce et le régime. La dose mortelle pour l'homme dépend de l'âge, du sexe et de l'état antérieur, de santé ou de maladie. On peut l'évaluer à 15 ou 20 gr.

en moyenne pour l'adulte sain ; elle est bien moindre pour les individus affaiblis, les femmes, les enfants.

6° — Sa pénétration dans l'organisme se fait par tous les tissus ; en particulier les séreuses, les plaies cavitaires.

7° — L'intoxication phéniquée affecte trois formes cliniques :

I°. — *Grave primitive* (suraigüe ou subaigüe), assez commune et caractérisée par un coma rapide, une prédominance de phénomènes paralytiques nerveux.

II°. — *Grave secondaire*, bien distincte de la première et avec accidents surtout pulmonaires.

III°. — *Bénigne* (la plus commune).

8° — L'action caustique du phénol est ordinairement accessoire : il agit sur le sang, mais c'est, avant tout un hyposthénisant nerveux, la mort a lieu, dans les cas foudroyants, par shock initial, dans les formes moins rapides par paralysie progressive de tout le système nerveux central et insuffisance de l'hématose. Les accidents secondaires résultent de l'élimination du poison (P. Bert) et des modifications intimes du sang (Ferrand).

9° — Pas d'antidote certain mais action thérapeutique souvent efficace, à la fois éliminatrice et symptomatique.

CHAPITRE IV. — 10° — L'empoisonnement accidentel (principalement erreurs sur la nature du produit) est de beaucoup le plus fréquent (114/125) ; avec certaines précautions (fermeture spéciale des flacons), il pourrait être évité dans la plupart des cas. Les suicides sont assez rares (8, 8 0/0). Les intoxications phéniquées sont communes, surtout en Angleterre, dans les classes pauvres et chez les adultes du sexe masculin.

11°—L'expertise médico-légale est, en général, facilitée par les antécédents, l'odeur répandue par le cadavre, les lésions, etc. Pour que l'autopsie donne des résultats positifs il faut qu'elle soit faite au moins dans les quinze premiers jours.

12° Pour l'expertise chimique on isolera le poison par distillation dans un courant de vapeur surchauffée; après une purification nécessaire du produit, on fera l'analyse qualitative, puis quantitative par les procédés décrits au Chap. I.

Ne conclure fermement à un empoisonnement que si, en dehors de toute cause étrangère, on retrouve une quantité suffisante et bien caractérisée d'acide phénique.

INDEX BIBLIOGRAPHIQUE

1. — A. Laurent *(Mémoire sur le phényle et ses dérivés)*. 1841.
2. — Lemaire *(Etude de l'intoxication phéniquée)*, 1863.
3. — P. Bert et Jolyet *(Comptes rendus à la Soc. de biol.* 5ᵉ sér. I, 194, LXXXI), 1869.
4. — Tillaux *(Bulletin de thérapeutique, 275)*. 1872.
5. — A. Poncet *(Bulletin de thérap.* v. LXXXIII, p. 68, 1872).
6. — *Ann. d'hyg. publ.* XXXVII, 467, 1872.
7. — Tardieu et Roussin *(Etude méd. lég. sur l'empoisonnement*, 269), 1872.
8. — Jacquemin *(Journ. de pharm. et de chim.*, XIX, 105), 1874.
9. — A. Ferrand *(Comm. soc. méd. lég., in Ann. d'hyg.* XLV, 289 et 498). 1876.
10. — E. Küster *(Arch. f. Klin. Chir.*, XXIII, 117), 1878.
11. — Inglessi *(Th. doctorat)*, Paris, 1879.
12. — Engel (*Ann. de Chim. et de Phys.*, 5ᵉ sér., XX, 230), 1880.
13. — Ozenne (*Comm. Soc. méd. légale de France*), 1880.
14. — Weiss (*Comm. Soc. méd. in Ann. d'hyg.*, 3ᵉ sér., 175), 1880.
15. — Lacassagne et Chapuis (*Ann. d'hyg.*, 2ᵉ série, VII, 314), 1880.
16. — Chapuis (*Traité de toxicologie*, 490), 1882.
17. — Chandelon (*Bull. Soc. chim.*, XXXVIII, 69), 1882.
18. — Liman (*Berl. Klin. Woch.*, XXI, 725), 1884.
19. — Delahousse (*Arch. méd. milit.*, V, 271), 1885.
20. — Fribourg et Wissemans (*Arch. méd. milit.*, V, 305), 1885.
21. — Josias (*Bull. Soc. anat.* p. 18), 1885.
22. — Brun (*Th. d'Agrég.*, 10), 1886.
23. — Caroé (*Prag. méd. Woch.* XIII, 41), 1888.
24. — Lesser (*Atlas méd. lég.* trad. de Hahn. Ed. Masson), 1890.
25. — Hugounenq (*Traité des poisons*, XIII, 187), 1891.
26. — De Santi (*Arch. méd. milit.*, VII, 1892).
27. — Ernst (*Zeitsca. f. physiol. chimie*, XVI, 218, 1892).
28. — Bader (*Amer. Druggist.*, 59).
29. — Rumph (*Zeitsch. f. phys. chimie*, XVI, 220), 1892.
30. — Jolly, Bardet (*Comm. Soc. méd. lég*), 19 octobre 1892.
31. — Salle (*Arch. méd. milit.* XXI, 52), 1893.

Impr. A. Storck, rue de l'Hôtel-de-Ville, 78, Lyon.

www.ingramcontent.com/pod-product-compliance
Lightning Source LLC
Chambersburg PA
CBHW071518200326
41519CB00019B/5986